reinhardt

mensch & tier

Karin Hediger • Roswitha Zink

Pferdegestützte Traumatherapie

2., aktualisierte Auflage

Mit 24 Fotos und 3 Tabellen

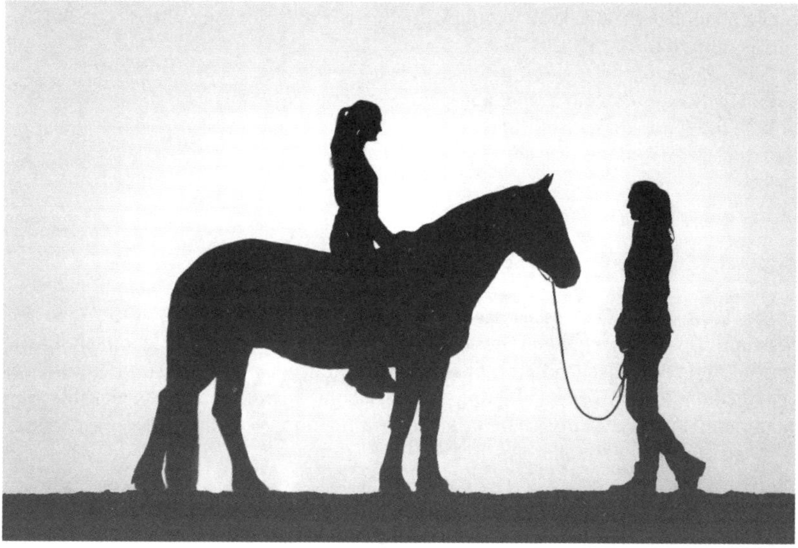

Ernst Reinhardt Verlag München

Dr. *Karin Hediger*, Fachpsychologin für Psychotherapie FSP und Reittherapeutin (SG-TR), ist als Psychotherapeutin am Zentrum für Psychotherapie der Universität Basel sowie am REHAB Basel tätig.

Mag. *Roswitha Zink*, Psychotherapeutin für Integrative Therapie i.A.u.S. (Österreich), Reittherapeutin und Pferdetrainerin (ÖKThR, ÖPS), Leitung beim Verein e.motion im sozialmedizinischen Zentrum Otto Wagner Spital und am Lichtblickhof für pferdegestützte Therapie mit Kindern und Jugendlichen.

Bibliografische Information der Deutschen Nationalbibliothek

Die Deutsche Nationalbibliothek verzeichnet diese Publikation in der Deutschen Nationalbibliografie; detaillierte bibliografische Daten sind im Internet über <http://dnb.d-nb.de> abrufbar.

ISBN 978-3-497-02967-9 (Print)
ISBN 978-3-497-61332-8 (PDF-E-Book)
ISBN 978-3-497-61333-5 (EPUB)
2., aktualisierte Auflage

Printed in EU
Covermotiv, Fotos im Innenteil und U4 von Arnd Ötting, Wien.
Textauszüge „Mio, mein Mio" aus Astrid Lindgrens „Mio, mein Mio"
© Verlag Friedrich Oetinger, Hamburg.
Satz: FELSBERG Satz & Layout, Göttingen

Ernst Reinhardt Verlag, Kemnatenstr. 46, D-80639 München
Net: www.reinhardt-verlag.de E-Mail: info@reinhardt-verlag.de

„Nur wer das Licht bewegen lernt, kann den Schatten gebieten"
(Meyrink 1916, 138).

Inhalt

1 Einleitung

FALLBEISPIEL

Hannah ist 17 Jahre alt, ihr Leben aber ist steiniger verlaufen als bei anderen jungen Frauen. Ihr blondes Haar hängt in strohigen Strähnen wild und ungepflegt ins Gesicht. Sie hat dunkle Ringe unter den Augen, der Blick ist meist zu Boden gerichtet. „Gott hasst mich!" ist der erste Satz, den sie zu mir sagt. Sonst ist Hannah still und in sich gekehrt. Ihre Mimik verrät kaum, was sie gerade fühlt. Mehrere Aufenthalte in kinder- und jugendpsychiatrischen Einrichtungen und viele Wohnheime hat sie hinter sich, nirgends fand sie ein Zuhause. Wir stehen am Zaun einer großen grünen Wiese, die steil vor uns den Hang hinaufgeht und den Blick auf eine grasende Pferdeherde freigibt. Die Finger von Hannahs linker Hand tippen auf ihre rechte Handfläche, den Daumen hält sie gespannt. Sie soll eine Woche auf eine Wandertour mit Pferden mitkommen, eine Ewigkeit gehen, sich mehrere Tage auf engstem Raum mit zwölf anderen Jugendlichen abstimmen. Sie soll ein Pferd mit einem Mädchen teilen und sie hasst es jetzt schon – das Mädchen, nicht das Pferd. Das Pferd war der Grund, weswegen sie diesem Projekt zugestimmt hat, weswegen sie bereit war, ein Angebot, welches das Wort „therapeutisch" beinhaltet, überhaupt in Erwägung zu ziehen. Ich ziehe das Buch „Mio, mein Mio" aus meiner Jackentasche und strecke es Hannah entgegen. Das Buch wird uns begleiten, durch Licht und Schatten. Hannah sieht das Buch nicht an und schweigt. Sie lauscht, ihre Finger stellen das Tippen ein. Sie sieht in Gedanken versunken zu den Pferden, als ich das erste Kapitel aufschlage und lese:

> Wir waren hoch über den Wolken, und wir schossen vorwärts, schneller als der Blitz und lauter als der Donner. Um uns knisterten Sterne und Sonnen und Monde. Manchmal war alles schwarz wie die Nacht, manchmal so strahlend hell und weiß, dass ich die Augen schließen musste. „Er reist durch Tag und Nacht", flüsterte ich vor mich hin.
>
> Astrid Lindgren: Mio, mein Mio

Das vorliegende Buch gibt eine Übersicht über die Möglichkeiten von pferdegestützten Interventionen in der Behandlung von Traumafolgestörungen. Es richtet sich an Fachpersonen, die sich therapeutisch mit Kindern, Jugendlichen und Erwachsenen mit Traumafolgestörungen auseinandersetzen: an Therapeuten, die bereits mit Pferden in diesem Bereich arbeiten, genauso wie an Personen, die auf der Suche nach weiteren Ansätzen in der Traumatherapie sind. Darüber hinaus soll das Buch das Konzept der pferdegestützten Traumatherapie auch Betroffenen näherbringen sowie allen Menschen, die sich grundsätzlich für tiergestützte Interventionen interessieren.

Das Pferd in der Traumatherapie

Ein Pferd in die Traumatherapie miteinzubeziehen, kann die Therapiemotivation von Patienten erhöhen. Ein Tier hat oft einen hohen Aufforderungscharakter. Es fällt Patienten dadurch leichter, in Beziehung mit dem Therapeuten zu kommen oder in kritischen Phasen in Beziehung zu bleiben. Dies bildet die Basis, um therapeutisch tätig werden zu können. Gerade Patienten, die Gewalt und Machtmissbrauch erlebt haben, kann es helfen, dass das Tier die asymmetrische Beziehung zwischen Therapeut und Patient ein Stück weit auflöst. Das Tier ist nicht im menschlichen Sinn überlegen. Es ermöglicht vielmehr einen offenen Diskurs mit dem Therapeuten darüber, wer wen kontrollieren darf oder soll. Damit ist eine Grundangst vieler Patienten angesprochen und das Thema, sich auf die Führung des Therapeuten einzulassen, bekommt eine zusätzliche Dimension, da auch das Pferd sich auf die Führung des Patienten einlassen soll. Zudem kann über das Tier und durch das gemeinsame Tätigsein von Patient und Therapeut oft schnell eine tragfähige Beziehung zum Patienten hergestellt werden.

Spezifisch für die Traumatherapie mit Pferden ist das hohe Ausmaß an Konfrontation mit dem eigenen Körper. Die Interaktion mit einem Pferd erfordert das Wahrnehmen, Erleben und bewusste Einsetzen des eigenen Körpers. Dies fällt Menschen mit Traumafolgestörungen häufig schwer. Der Kontakt mit dem Pferd hilft ihnen, sich mit ihrem Körper auf eine wenig bedrohliche Weise auseinanderzusetzen. Denn in der Interaktion mit dem Pferd ist man auf einen Bewegungsdialog angewiesen, man kommuniziert ohne Worte. Diesen nicht-sprachlichen Dialog übersetzt der Therapeut in Sprache. Er hilft dem Patienten, Muster in Bezug auf Gedanken, Gefühle und Verhalten zu entdecken, zu verbalisieren und zu reflektieren sowie dysfunktionale Aspekte darin zu verändern.

Pferde zeigen aufgrund ihrer Entwicklungsgeschichte eine hohe Fluchtbereitschaft. Dies ist in der Ausbildung von sicheren Therapiebegleitpferden relevant, bietet aber auch ein großes therapeutisches Potential. Patient und Therapeut können erleben, wie Pferde ihre Angst bewältigen. Gemeinsam können sie Wege suchen, wie man Pferden helfen kann, mit ihrer Angst und ihren Fluchttendenzen umzugehen. Dieses Lernen am Vorbild kann wichtige Impulse für einen differenzierten Dialog zum Thema Furcht und Angst liefern.

Weiter kann das Pferd in der Psychotherapie viele verschiedene Rollen einnehmen. Es kann beobachtet, gestreichelt, gepflegt, geführt, geritten werden oder in einer freien Interaktion Beziehungspartner sein. Je nach Einsatz entsteht so innerhalb der Triade „Patient-Therapeut-Pferd" ein Dialog mit dem Pferd oder über das Pferd. Dieser Dialog kann ein breiteres Verständnis für den eigenen Körper, die eigenen Emotionen und die eigene Biographie bewirken.

Gelingt die Kooperation zwischen einem gut ausgebildeten Pferd und einem wachsamen und geschulten Psychotherapeuten, so kann dies für den Patienten zu einer ganzheitlichen Erfahrung werden. Dieser Ansatz spricht gleichzeitig die verbale wie die nonverbale Kommunikation und basale emotionale Muster an.

Definition und Verständnis der Autorinnen

Pferdegestützte Traumatherapie ist eine Form von Psychotherapie, bei der ein Pferd oder mehrere Pferde in die therapeutische Arbeit miteinbezogen werden, um Patienten mit einer Traumafolgestörung zu behandeln.

Uns ist wichtig, pferdegestützte Traumatherapie nicht als neue oder eigenständige Therapieart zu definieren. Pferde in der Psychotherapie miteinzubeziehen ist ein Ansatz, um Therapieziele zu erreichen, die vorab mit dem Patienten festgelegt wurden, ähnlich wie beispielsweise der Einsatz von therapeutischem Rollenspiel oder gestalterischen Techniken. Und doch ist dieser Ansatz wesentlich komplexer, da in einem triadischen Setting gearbeitet wird und die Pferde sich als lebendige Interaktionspartner aktiv in die Therapie einbringen.

Das Pferd kann entweder in evaluierte Behandlungsmanuale eingebunden werden. Oder die pferdegestützte Arbeit kann komplementär als Vorbereitung für eine Traumatherapie oder als parallele, ergänzende Maßnahme zur Stabilisierung und Integration durchgeführt werden. Pferdegestützte Traumatherapie ist mit allen Schulen und Richtungen der Psychotherapie kompatibel. Tiefenpsychologisch orientierte Psychotherapeuten können diesen Ansatz genauso anwenden, wie Vertreter humanistischer Verfahren, der Verhaltenstherapie oder anderer Schulen. Gemäß Petzold (2013) können tiergestützte Therapien zu der sogenannten „dritte Welle“ von Psychotherapieansätzen gezählt werden. Die Tatsache, dass Pferde in unterschiedliche Ansätze integriert werden und somit ganz unterschiedlich pferdegestützt therapeutisch gearbeitet wird, kann eine Chance und Bereicherung sein. Gleichzeitig wird dadurch jedoch auch die Definition erschwert und es können keine allgemeingültigen Manuale und Rezepte bereitgestellt werden. Jeder Therapeut setzt das Pferd vor seinem eigenen Ausbildungshintergrund ein und benötigt ein gewisses Ausmaß an Kreativität, um das Pferd in die bestehenden Therapiekonzepte zu integrieren. Gute Psychotherapie besteht immer aus einer Kombination von Wissen, Beziehungsgestaltung und Intuition. Es braucht daher Manuale genauso wie eine fein abgestimmte Individualisierung.

Pferdegestützte Traumatherapie muss sich immer an der Verbesserung der Lebensqualität der Patienten orientieren und strebt eine Verbesserung von zuvor definierten Symptomen an. Gleichzeitig muss sie sich nach dem Wohl der Pferde ausrichten.

Unser Anliegen

Mit dem Buch möchten wir einen Beitrag zur Behandlung von Traumafolgestörungen leisten. Patienten mit traumatischen Erfahrungen brauchen Beachtung und Unterstützung, damit diese schwierigen Erfahrungen zu einer Erweiterung ihrer Ressourcen werden und nicht in neuer Gewalt gegen sich oder andere münden. Traumafolgestörungen sind oft nicht alleine zu bewältigen. Patienten brauchen verschiedenartige Hilfe und Solidarität von Menschen, die im professionellen Kontext nicht selten alle Kreativität einsetzen müssen, um diese Patienten und ihre Potentiale zu erreichen. Eine mögliche

Form, auf die Komplexität der Behandlung von Patienten mit Traumafolgestörungen zu reagieren, ist der Einbezug von Pferden.

Unser Ziel ist es, dem Leser anhand unserer eigenen Erfahrungen Anregungen zu bieten, wie die Auseinandersetzung zwischen Patient und Pferd die Traumatherapie unterstützen und in den psychotherapeutischen Prozess eingebunden werden kann. Das vorliegende Buch soll als Anleitung dienen, sich mit gegenwärtigen Konzepten der Traumatherapie auseinanderzusetzten und dabei kritisch das eigene Denken und Handeln zu hinterfragen. Wir erheben keinen Anspruch auf Vollständigkeit. Das Buch bildet unseren jetzigen Wissens- und Erfahrungsstand ab, den wir in dieser Form fassbar machen wollen. Unser Wunsch ist es, eine Grundlage zu schaffen, von der aus die pferdegestützte Traumatherapie weiterentwickelt werden kann. Wir möchten Diskussionen anregen und so die tiergestützte Therapie weiter voranbringen.

Unser persönliches Anliegen ist die Verknüpfung und der Austausch von Wissenschaft und Praxis im Sinne einer gegenseitigen Bereicherung. Die Zusammenarbeit der beiden Autorinnen, in der dieses Buch entstanden ist, ist Abbild dieses Prozesses. Sie beruht auf der Freude und dem Mut, in Kooperation zu gehen, sich gegenseitig zu hinterfragen und daran zu wachsen.

Inhalt und Aufbau

Der Fokus des Buches liegt auf der Umsetzung des Einbezuges von Pferden innerhalb von wissenschaftlich fundierten traumatherapeutischen Konzepten. Wir gehen nicht vertieft auf Grundlagen der Psychotraumatologie ein. Kenntnisse zu traumatherapeutischen Konzepten und Behandlungsansätzen werden vorausgesetzt oder sollten an anderer Stelle nachgelesen werden (Landolt 2012; Landolt/Hensel 2012; Maercker 2013a; Sack et al. 2013; Schnyder/Cloitre 2015).

Nach einer Einführung in die Grundlagen der Behandlung von Traumafolgestörungen, wird die pferdegestützte Traumatherapie in den Kontext der tiergestützten Interventionen eingebettet. Anschließend wird ein Überblick über bisherige Forschungsergebnisse sowie unterschiedliche praktische Ansätze in der Literatur gegeben. Weiter werden Wirkmechanismen und Effekte von pferdegestützter Traumatherapie diskutiert und Voraussetzungen aufseiten des Pferdes wie auch des Therapeuten aufgezeigt. Die darauffolgende Darstellung der praktischen Umsetzung im Therapiealltag stellt einen Schwerpunkt des Buches dar. Hier werden konkrete Techniken und Übungen vorgestellt. Im Anschluss an die praktische Umsetzung werden mögliche Risiken und Grenzen von pferdegestützten Interventionen bei Traumafolgestörungen angesprochen. Nach einem Ausblick der Autorinnen sind im Anhang die Effekte, aber auch Herausforderungen der pferdegestützten Traumatherapie nochmals in einer Tabelle übersichtlich dargestellt.

Der Text dieses Buches ist in drei sprachlich unterschiedlich gefärbte Ebenen gegliedert. Neben dem eigentlichen Fachtext zieht sich eine Fallgeschichte durch das gesamte Buch. Die Geschichte ist aus der Perspektive der Therapeutin erzählt, punktuell ergänzt mit Notizen der Patientin (Name sowie biografische Daten der Patientin sind geändert, ihre Notizen wurden wörtlich übernommen und daher auch Schreibfehler beibehalten). Als dritte Ebene sind Textauszüge aus dem Buch „Mio, mein Mio" von Astrid Lindgren (1955) eingeflochten. Das Buch arbeitet das Thema Trauma literarisch auf. Es hat die Therapie von Hannah, der Patientin aus der Fallgeschichte, stets begleitet.

Die Abbildungen in diesem Buch sind in einem Projekt mit betroffenen Kindern und Jugendlichen entstanden. Die Bilder spielen mit Licht und Schatten und stellen eine visuelle Annäherung an das Thema Trauma und pferdegestützte Therapie dar.

2 Grundlagen der Psychotraumatologie

„Jetzt kommt die Nacht", sagte Jum-Jum. „Ich muß nach Hause gehen." „Nein, geh nicht", sagte ich. „Ich möchte mit diesem wunderlichen Gesang nicht allein sein." Und ich zeigte hinauf zu dem schwarzen Vogel und fragte: „Jum-Jum, wer ist er?" „Das weiß ich nicht", sagte Jum-Jum. „Ich nenne ihn Trauervogel. Nur weil er so schwarz ist. Vielleicht heißt er ganz anders." „Ich glaube, ich mag ihn nicht", sagte ich. „Ich mag ihn", sagte Jum-Jum. „Trauervogel hat so gute Augen."

Astrid Lindgren: Mio, mein Mio

FALLBEISPIEL

Hannah hat Angst vor Menschen. Ihr WG-Zimmer hat sie im letzten Jahr selten verlassen. Sie hasst es, berührt zu werden. Dennoch trägt sich am zweiten Tag des Trekkings Folgendes zu: Es ist Abend, ein Tag voll langer Schatten und gleißendem Sonnenlicht neigt sich dem Ende zu, alle sind erschöpft. Die Jugendlichen sollen nochmals nach den Pferden sehen und Futter vorbereiten. Tamino, Hannahs Pferd, steht mit gesenktem Kopf vor ihr. Plötzlich ergreift Tamino die Initiative und streckt seine Nase in die ausgebreiteten Arme der jungen Frau. Er lehnt seine Stirn gegen ihre Brust und blubbert sanft warme Luft aus seinen Nüstern, so dass ein hörbares Geräusch entsteht. Hannah springt zurück, Entsetzen in ihren Augen. Den ganzen Tag hat sie durchgehalten – wegen ihm. Sie ist neben ihm gewandert, hat ihn geführt und sich schaukelnd von ihm durch die Landschaft tragen lassen. Sie hat sich ihm anvertraut. Und nun, in dieser besonderen Umarmung schnaubt er ihr an den Bauch? Tamino tritt wieder näher an sie heran. Er hält dem Entsetzen stand und bleibt Hannah nahe. Da legt Hannah schluchzend ihre Arme um seinen Kopf. Ihr Gesicht sinkt zwischen seine Ohren. Tamino seufzt hörbar. Die junge Frau schluchzt in die Mähne des Pferdes. Ihr feingliedriger Körper bebt. Ich komme näher, überrascht, dass Hannah so viel Kontakt sucht und erträgt. Ich frage sie, ob ich meine Hand auf ihren Rücken legen darf. Hannah nickt still. Ihr Atem wird ruhiger. Tamino löst seinen Kopf aus ihrer Umklammerung und bläst in ihr verweintes Gesicht. „Es war grauenvoll", sagt Hannah ganz leise. „Es war grauenvoll. Er hat mir eine SMS geschrieben, ich solle kommen. Es hat gebrummt in meiner Hand. Ich habe gewusst, es war schlecht, aber ich bin zu ihm in die Wohnung gefahren. Und da hing er, braun im Gesicht. Er hing einfach von der Decke." Wieder schluchzt sie so, dass man sie nicht mehr verstehen kann, murmelt weiter und sinkt dann sanft zu Boden. Zu Füßen eines starken Pferdes, das sie zu tragen vermag.

Hannah beginnt zu trauern, beginnt, die Geschichte ihres eigenen Lebens zu erzählen. In einem Stall, fernab der Welt, die sie so enttäuscht hat, auf einer erlebnispädagogischen Trekkingtour, die der Start ihrer traumatherapeutischen Behandlung werden soll.

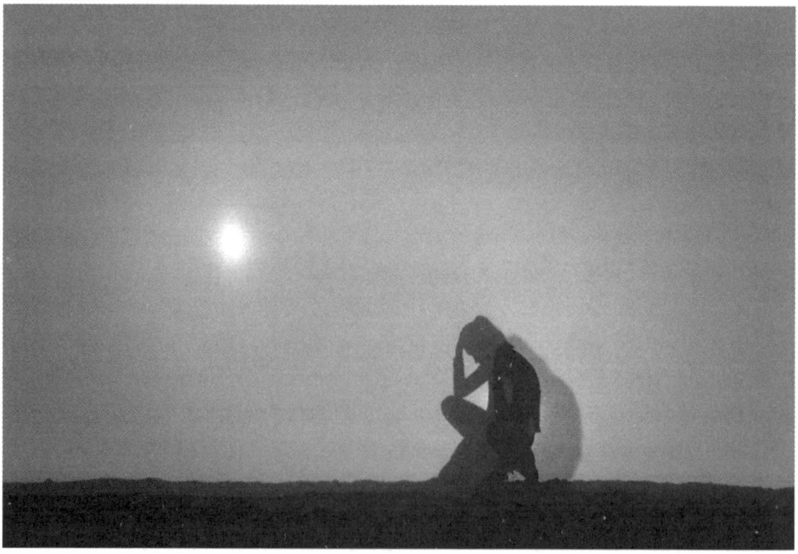

2.1 Klassifikation und Diagnostik

FALLBEISPIEL

Hannah: 1998 in einer österreichischen Kleinstadt geboren, wohnhaft in einer Einrichtung für betreutes Wohnen, 170 cm groß und 52 Kilo schwer.

Hannah ist in einer Mittelstandsfamilie aufgewachsen. Ihre Entwicklung ist unauffällig verlaufen. Sie hatte eine unbeschwerte Kindheit und ein liebevolles, normales Zuhause. Auch war Hannah eine durchschnittliche Schülerin. Sie war immer still und fleißig und ist nie besonders aufgefallen. Als Hannah 11 ist, kommt ihre fünf Jahre jüngere Schwester bei einem Autounfall ums Leben. Die Mutter entwickelt in der Folge eine wiederkehrende Depression und verbringt viel Zeit in Rehakliniken. In dieser Zeit sorgt der Vater für Hannah. Es kommt zu ersten sexuellen Übergriffen. Als Hannah 15 ist, nimmt sich ihr Vater das Leben. Es ist Hannah, die ihn findet. Hannahs Mutter ist zu dieser Zeit in einem stationären Aufenthalt in einer psychiatrischen Klinik. Hannah zieht in eine Krisenwohngemeinschaft, besucht jedoch weiterhin die Hauptschule. Sie zieht sich daraufhin sehr zurück und verliert an Gewicht. Nach einem stationären Aufenthalt in einer psychiatrischen Klinik wechselt Hannah mehrmals die Wohngemeinschaft, bis sie schließlich in ein ausgegliedertes Projekt für Jugendliche kommt, in dem sie selbständig wohnen und zur Schule gehen kann. Die Bedingung für den Start dieses Wohnprojektes war, dass Hannah ein therapeutisches Angebot annimmt. Hannah wählte, zur allgemeinen Überraschung, ein erlebnispädagogisches Pferdetrekking.

Nicht jedes potentiell traumatisierende Ereignis ist auch im engeren Sinne ein Trauma. Der Begriff Trauma steht in der Psychotraumatologie für Ereignisse und Erfahrungen, die als außergewöhnlich belastend erlebt werden und das Individuum in seiner psychischen oder körperlichen Existenz und Integrität bedrohen (Landolt 2012).

Die Internationale Klassifikation der Krankheiten (ICD-10) definiert ein Trauma relativ breit: als Reaktion auf ein belastendes Ereignis oder eine kurz oder lang andauernde Situation mit außergewöhnlicher Bedrohung oder katastrophenartigem Ausmaß, die bei fast jedem eine tiefe Verzweiflung hervorrufen würde (Dilling et al. 2015). Gemäß dem DSM-5 (Diagnostischer und statistischer Leitfaden psychischer Störungen) wird ein Trauma als die Konfrontation mit tatsächlichem oder drohendem Tod, einer ernsthaften Verletzung oder sexueller Gewalt definiert. Darin eingeschlossen sind sowohl das direkte Erleben, als auch das Erleben solcher traumatischer Ereignisse bei anderen Personen sowie das Erfahren traumatischer Ereignisse im nahem Verwandten- oder Freundeskreis (American Psychiatric Association 2015).

Potentiell traumatisierende Ereignisse können anhand ihrer Häufigkeit und anhand ihrer Ursache eingeteilt werden (Landolt 2012). Typ-I-Traumata bezeichnen akute, unvorhersehbare und einmalige Ereignisse. Beispiele dafür sind Unfälle oder Naturkatastrophen. Typ-II-Traumata hingegen treten wiederholt auf und sind teilweise vorhersehbar. Beispiele dafür sind häusliche Gewalt oder chronischer sexueller Missbrauch. Zudem wird zwischen interpersonellen Traumata, die durch Menschen verursacht wurden (z.B. Überfall, Krieg), und akzidentellen Traumata (z.B. Unwetter, Unfall) unterschieden.

Das Erleben eines potentiell traumatischen Ereignisses kann zu einer akuten Belastungsreaktion (ICD-10) respektive einer akuten Belastungsstörung (DSM-5), zu Anpassungsstörungen, affektiven Störungen oder einer Posttraumatischen Belastungsstörung (PTBS) führen. Zusätzlich wird der Begriff der komplexen Traumafolgestörung verwendet (Herman 1992; Rosner/Steil 2012; Sack et al. 2013; van der Kolk et al. 2005), welche im ICD-11 als Diagnose Eingang finden wird. Eine komplexe Traumafolgestörung kann aufgrund von chronischen interpersonellen Traumata entstehen und weist ein klinisches Bild auf, das über die Symptome der PTBS hinaus- und häufig mit diversen Komorbiditäten einhergeht.

Die Diagnose einer Posttraumatischen Belastungsstörung bedingt nebst dem Erleben eines Traumas auch Symptome des Wiedererlebens wie Flashbacks oder Albträume (Intrusionen), Vermeidungsverhalten (bestimmte Orte werden nicht mehr aufgesucht oder bestimmte Reize werden vermieden), ein allgemeiner emotionaler Taubheitszustand, negative Kognitionen sowie ein anhaltendes Hyperarousal (Übererregung). Wenn diese Symptome länger als vier Wochen andauern, mit funktionalen Einschränkungen einhergehen und nicht aufgrund von Substanzen oder Medikamenten verursacht sind, wird eine PTBS diagnostiziert. In diesem Fall ist eine traumazentrierte Therapie indiziert (Maercker 2013a).

Um abzuschätzen, ob eine Behandlung angebracht ist, ist eine umfassende Diagnostik notwendig. Menschen reagieren sehr unterschiedlich auf potentiell traumatische Erlebnisse. Ein Teil der Betroffenen ist resilient und entwickelt keine klinisch relevante Störung. Hier ist eine psychotherapeutische Behandlung in der Regel nicht indiziert.

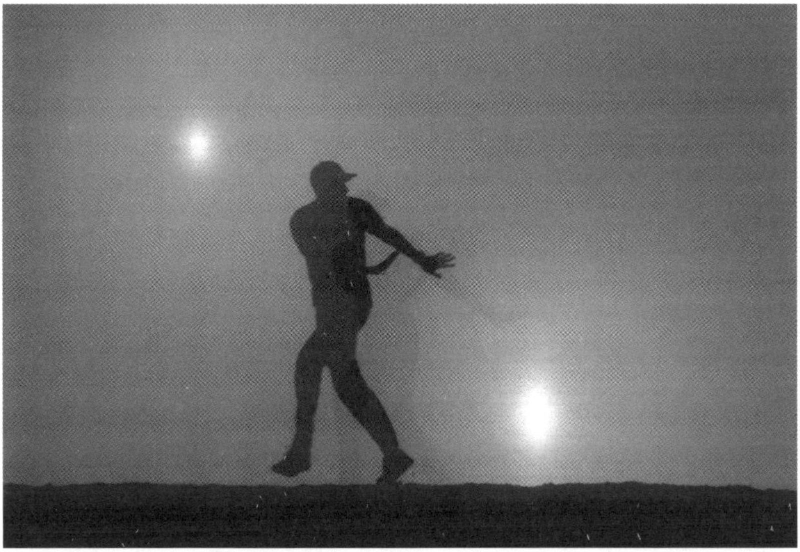

FALLBEISPIEL

Hannah wird mit der Diagnose „Posttraumatische Belastungsstörung" angemeldet. Die Diagnose wurde bei ihrem letzten Aufenthalt in einer psychosomatischen Klinik gestellt. Vor Aufnahme in die pferdegestützte Therapie war Hannah bereits in zwei ambulanten und zwei stationären kinder- und jugendpsychiatrischen Einrichtungen. Nirgends hat sie Fuß fassen können. Sie wurde durchgehend als sehr gehemmt beschrieben. Therapien hat sie stets verweigert oder abgebrochen. Das Trekking-Projekt ist seit Langem wieder etwas, was Hannah durchzieht und wo sie sich reinhängt. Hannah wird daher für eine anschließende pferdegestützte Therapie aufgenommen.
Um ein besseres Bild von Hannah zu bekommen, führen wir verschiedene Interviews und Tests durch. Hannah lässt dies mit einsilbigen Antworten über sich ergehen. Manchmal antwortet sie auch nur schriftlich. Im Vordergrund stehen der Selbstmord ihres Vaters und die sexuellen Übergriffe, über die sie nicht sprechen will.
Hannah hat das Interesse an vielem verloren. Ihrem Alter entsprechende Alltagsaktivitäten, Freundschaften, aber auch die eigene Körperpflege oder ihre Kleiderwahl sind ihr gleichgültig. Sie verbringt die meiste Zeit alleine in ihrem Zimmer. Sie kann kaum mehr positive Gefühle empfinden, häufig quälen sie belastende Erinnerungen und Träume. Sie fühlt sich schuldig. Hannah kann

sich schlecht konzentrieren, isst kaum mehr und beißt sich regelmäßig auf den Zeigefingermittelknochen, wenn das Gedankenkino zu schlimm wird. Sie ist schreckhaft und zuckt bei unerwarteten Geräuschen zusammen. Immer wieder hat Hannah Panikattacken, was ihr sehr peinlich ist. Sprache, die Körperempfindungen oder Sexualität beinhaltet, vermeidet sie. Sehr häufig spricht sie auch gar nicht. Hannah kann sich selbst in einen Zustand bringen, in dem sie abschaltet und nichts mehr fühlt. Das tut sie manchmal auch in unseren Gesprächen und sie „verschwindet", während sie vor mir zusammengesunken auf dem Stuhl sitzt. Hannah kann aber auch grundlos, wie sie sagt, sehr wütend werden. Dann wirft sie Dinge durchs Zimmer, bis sie sich plötzlich weinend am Boden wiederfindet.
Hannah will keine Therapie und hat keine Hoffnung, dass ihr jemand helfen könne. Sie will einfach in Ruhe gelassen werden.

2.2 Behandlungsansätze

Es gibt eine ganze Reihe traumafokussierter Behandlungsansätze. Als evidenzbasierte und wirksame Verfahren für Erwachsene gelten verschiedene Formen der kognitiven Verhaltenstherapie sowie die „Eye Movement Desensitization and Reprocessing Therapy" (EMDR) nach Shapiro (2001) (Bisson et al. 2013; Cusack et al. 2016; Schnyder/Cloitre 2015; Watts et al. 2013). Gut untersucht sind die prolongierte Exposition (PE) nach Foa et al. (2007), die kognitive Therapie nach Ehlers et al. (2005), die kognitive Verarbeitungstherapie (CPT) nach Resick et al. (2007), das imaginative Reprozessieren nach Smucker et al. (2008), die narrative Expositionstherapie (NET) nach Schauer et al. (2011), die kurze eklektische Psychotherapie (BEPP) nach Gersons et al. (2015) sowie die „Skills Training in Affective and Interpersonal Regulation (STAIR) Narrative Therapy" nach Cloitre et al. (2002) und die dialektisch-behaviorale Therapie (DBT), die für Patienten mit Borderline-Persönlichkeitsstörung entwickelt wurde. Nebst diesen Ansätzen nennt Maercker (2013b) zudem die psychodynamische Traumatherapie nach Horowitz (2003) oder die psychodynamisch-imaginative Therapie (PITT) nach Reddemann (2014), hypnotherapeutische Methoden, humanistisch-existentielle Therapien sowie körperbezogene Therapien als komplementäre Behandlungen zu einer traumafokussierten Psychotherapie. Diese Verfahren orientieren sich häufig stark an den Geisteswissenschaften und sind eher qualitativ als quantitativ wissenschaftlich evaluiert.

Bei Kindern ist die Studienlage dünner. Aber auch hier zeigen traumafokussierte kognitiv-behaviorale Therapien sowie die EMDR und die narrative Expositionstherapie (KIDNET) die beste Evidenz (Gillies et al. 2016; Steil/Rosner 2013). Kaum untersucht, jedoch ebenfalls gut konzeptualisiert, sind psychodynamische und für das Kindesalter angepasste Ansätze wie die Psychodynamisch Imaginative Traumatherapie (PITT) nach Krüger und Reddemann (2007), die Mehrdimensionale Psychodynamische Traumatherapie (MPTT) nach Fischer (2000), die traumabezogene Spieltherapie, die Hypnotherapie und systemorientierte sowie gruppentherapeutische Verfahren (Landolt 2012; Landolt/Hensel 2012).

Die evidenzbasierten Ansätze unterscheiden sich teilweise deutlich voneinander, weisen aber auch Gemeinsamkeiten auf. So enthalten die meisten dieser Therapieansätze Elemente der Psychoedukation, Emotionsregulation, Exposition, Veränderung von Kognitionen, Bearbeitung von Emotionen sowie den Aufbau eines autobiografischen Kontext-Gedächtnisses in Form eines sogenannten „Traumanarrativs" (Schnyder et al. 2015).

Bei der Behandlung von Traumafolgestörungen sind die zumeist auftretenden Begleiterkrankungen zu bedenken. Sie sollten in die Behandlungsplanung miteinbezogen werden. Gerade Menschen mit einer komplexen Traumafolgestörung profitieren häufig von zusätzlichen Behandlungsansätzen und traumaorientierter Pädagogik, die über die oben genannten Therapiemethoden hinausgehen (van der Kolk 2016). Dazu wurden beispielsweise stationäre Behandlungskonzepte, sozial-rehabilitative oder komplementärtherapeutische Ansätze wie die Kunst-, Bewegungs- und Kreativtherapien entwickelt (Maercker 2013b; Sack/Sachsse 2013). Sack und Sachsse (2013) sowie van der Kolk (2016) zählen explizit auch tiergestützte Interventionen dazu, insbesondere zur Stabilisierung und Ressourcenaktivierung von komplex traumatisierten Menschen.

2.3 Phasen der Traumatherapie

Im deutschsprachigen Raum wird die Traumatherapie häufig in drei Phasen unterteilt: Stabilisierung, Traumabearbeitung, Integration. Auch wenn empirische Studien keine Notwendigkeit einer solchen Phasenabfolge aufzeigen (Neuner 2008), ordnen wir die im Buch dargestellten unterschiedlichen Techniken ebenfalls nach diesem Schema (Kap. 7.2). Dabei erscheint uns wichtig, dass alle drei Phasen gleichermaßen zentral sind. Forschungsergebnisse zeigen, dass eine traumazentrierte Arbeit und eine Traumabearbeitung für eine erfolgreiche Behandlung meist zwingend notwendig sind (Bisson et al. 2013).

Menne und Wise (2013) wie auch der Ansatz „Trauma Systems Therapy" für Kinder und Jugendliche (Saxe et al. 2016, 205) beschreiben gut verständlich, in welchen Fällen die Sicherheit der Betroffenen das primäre Ziel ist und nicht traumafokussiert interveniert werden sollte, in welchen Fällen zuerst die Regulationsfähigkeit und die Stabilisierung im Vordergrund stehen und in welchen Fällen direkt mit der Traumabearbeitung begonnen werden kann.

Die Phase der *Stabilisierung* dient dazu, die Betroffenen soweit vorzubereiten, dass eine Auseinandersetzung mit dem Trauma möglich wird. Dazu gehört zunächst die körperliche Stabilisierung: Die Betroffenen sollten keine Schmerzen haben und nicht an akutem Schlafmangel leiden. Die soziale Stabilisierung umfasst ein sicheres und möglichst stabiles Umfeld. Die affektive Stabilisierung schließlich beinhaltet, dass keine akute Suizidalität und bei der Konfrontation mit Traumastimuli keine Panikreaktion oder massive dissoziative Symptome vorkommen (Landolt 2012). Dazu werden diverse Techniken insbesondere zur Affektregulation eingesetzt (für eine Übersicht siehe beispielsweise Barnow/Lotz 2013).

Die *Traumabearbeitung* ist der eigentliche Kern der traumazentrierten Therapie. In dieser Phase geht es um die Reorganisation des Gedächtnisses, da dieses sich unter traumatischem Stress ändert (Schauer et al. 2011). Normalerweise werden alltägliche Ereignisse über den Hippocampus im expliziten Gedächtnis abgespeichert, zu dem wir einen bewussten und verbalen Zugang haben. Dieses wird als deklaratives Gedächtnis oder „cold memory" bezeichnet. Es enthält Informationen über Ereignisse im Kontext von Zeit und Raum und ermöglicht das chronologische Berichten von Ereignissen. Im Gegensatz dazu werden Ereignisse, die als traumatisch erlebt werden, über die Amygdala im impliziten Gedächtnis abgespeichert, das auch als „Angstgedächtnis" oder „hot memory" bezeichnet wird (Ruf et al. 2012). Dieses Gedächtnis lässt sich nicht bewusst steuern. Reize, die an das vergangene traumatische Ereignis erinnern, sogenannte „Trigger", führen zu sensorischen Erinnerungsfragmenten, die aus dem impliziten Gedächtnis stammen und nicht kontrolliert werden können. Traumatisierte Menschen erleben diese Erinnerungen als aktuell präsent und reagieren darauf, als fände das traumatische Ereignis in der Gegenwart statt (Ehlers/Clark 2000). Dieses buchstäbliche Wiedererleben, das als „Flashback" bezeichnet wird, ist durch eine rechtshemisphärische Aktivierung der Amygdala bei gleichzeitiger Reduzierung linkshemisphärischer Prozesse zu erklären (Rauch et al. 1996; van der Kolk 2016). In starken Erregungszuständen ist die Aktivität des Präfrontalcortex reduziert, während insbesondere Regionen des limbischen Systems und des Hirnstammes aktiviert sind. Regionen wie der Hippocampus oder der mediale Präfrontalcortex, die dafür sorgen, dass Informationen adäquat gespeichert und integriert werden, sind herunterreguliert (Heim/Nemeroff 2009). Dies führt dazu, dass die Erinnerungen an traumatische Erlebnisse nicht als kohärente Erzählung organisiert werden, sondern als bruchstückhafte sensorische und emotionale Erinnerungen in Form fragmentarischer Bilder, Geräusche und Körperempfindungen (van der Kolk 2016).

Ziel der Traumabearbeitung ist es, die im impliziten Gedächtnis gespeicherten Inhalte zu kontextualisieren und dadurch mit dem expliziten Gedächtnis zu verknüpfen. Bei einigen Therapieformen wird dabei ein sogenanntes Narrativ erstellt, bei dem eine detaillierte und zusammenhängende Geschichte des Ereignisses erarbeitet wird. Es entsteht eine durchgängige Geschichte, die abgeschlossen ist und von der sich die Patienten durch die zeitliche Verortung distanzieren können. Trigger, die Wiedererlebenssymptome auslösen, werden auf diese Weise in das Narrativ eingebettet. Es wird eine Neubewertung möglich und Erinnerungen werden nicht mehr in Form von Flashbacks als gegenwärtig wiedererlebt, sondern als Teil der Vergangenheit wahrgenommen. Wichtig für diese Neuordnung ist, dass die Erinnerungen auf allen Ebenen aktualisiert und explizit gemacht werden. Dies schließt sowohl Emotionen, Kognitionen und Sensorik als auch Perzeption mit ein (Schauer et al. 2011; van der Kolk 2016).

Nach der Traumabearbeitung folgt die Phase der *Integration* und Neuorientierung, bei der es darum geht, das Geschehene in die Biografie einzuordnen und Zukunftsperspektiven zu entwickeln. Hier liegt der Fokus darauf, vom „Opfer" zum „Überlebenden" zu werden und gemeinsam zu entwickeln, wie die gemachten Erfahrungen den Betroffenen für die Zukunft stärken können. In diese Phase gehören auch körperorientierte Arbeit, die Arbeit an den Kognitionen und an den sozialen Beziehungen sowie der Aufbau neuer Strategien und Handlungsalternativen im Umgang mit Problemen und Belastungen des alltäglichen Lebens (Maercker 2013a; Menne/Wise 2013; van der Kolk 2016). In vielen Behandlungsmanualen ist die Phase der Integration wenig ausgearbeitet und operationalisiert. Sie ist für den Heilungsprozess aber sehr zentral und gerade bei Typ-II-Traumata nicht zu unterschätzen. Je nach Komplexität der gemachten traumatischen Erfahrungen und dem Schweregrad der Symptomatik braucht die Integration viel Zeit und oft auch unterschiedlichste Zugänge und weitere Therapieformen. Eine pferdegestützte Intervention im Anschluss an eine klassische Traumatherapie kann hier eine sinnvolle Ergänzung sein.

Es ist in jeder dieser drei Phasen möglich, pferdegestützt zu arbeiten. Wie dies umgesetzt werden kann, wird in Kapitel 7 dargestellt.

Eine wichtige Rahmenbedingung ist der Einbezug des Umfeldes. Insbesondere bei Kindern ist der Einfluss des sozialen Umfeldes einer der wichtigsten Faktoren in Bezug auf Entwicklung und Verlauf einer Traumafolgestörung (Landolt 2012; Saxe et al. 2016).

Tab. 1: Phasen und Inhalte der Traumatherapie

Phase	Inhalte
Stabilisierung	Herstellen von Sicherheit Psychoedukation Strategieaufbau, Affektregulation, Entspannungsverfahren
Traumabearbeitung	Exposition Bearbeiten von traumabezogenen Emotionen und Kognitionen Aufbau eines autobiografischen Kontext-Gedächtnisses in Form eines „Traumanarrativs"
Integration	Einordnen in die Biografie Entwickeln von Perspektiven Wiedererlangen einer positiven Körperwahrnehmung Fördern sozialer Kompetenzen Strategieaufbau im Umgang mit Belastungen

3 Pferdegestützte Traumatherapie als tiergestützte Intervention

Niemand hat ein solches Pferd wie ich. Und niemand kann nachfühlen, wie es ist, auf seinem Rücken sitzend gleichsam durch die Luft zu fließen und das Land auf der anderen Seite des Wassers unten, weit unten im Sonnenschein liegen zu sehen. „Jum-Jum", rief ich, „Jum-Jum, Miramis kann auf den Wolken galoppieren!" „Wusstest du das nicht?" fragte Jum-Jum, als sei es gar nichts Besonderes. „Nein", sagte ich „woher sollte ich es wissen?" Da lachte Jum-Jum. „Du weißt so wenig, Mio" sagte er.

Astrid Lindgren: Mio, mein Mio

FALLBEISPIEL

Wie vereinbart kommt Hannah nun zur Einzeltherapie. Ein paar Stunden gemeinsamer Arbeit liegen schon hinter uns. Hannah ist immer pünktlich und hoch motiviert. Ihre Schuhe, ihr Rucksack und alle ihre Sachen sind mit dem Namen „Tamino" beschriftet, unterlegt mit Herzen und „friends forever"-Zeichen. Hannah hat das oben genannte Zitat in ihrem „Mio, mein Mio"- Buch mit Kugelschreiber kritzelig markiert. Das Buch begleitet jede Therapiestunde und ist ein wohlwollender Zeuge des gemeinsamen Prozesses.
Hannah hat die Angewohnheit, den Kopf von Tamino an ihre Brust zu drücken. Daraus entwickelt sie ihre eigene Form der „Schmetterlingsumarmung", bei der sie mit ihren Armen auch ihren eigenen Oberkörper umfasst und sanft

rechts und links auf ihre Oberarme klopft. Zu Beginn lehnte sie diese Methode noch ab, wie sie überhaupt alles ablehnte: Gummibänder am Handgelenk, scharfe Bonbons, Klopf- oder Berührungsanker. Diese und weitere therapeutische Klassiker konnten bei ihr schnell große Widerstände auslösen. Sie hat nun eine eigene Technik gefunden, um ihre Atmung zu spüren. Sie legt sich bäuchlings rückwärts aufs Pferd und lässt die Arme hängen. Die Schwerkraft und die Bewegung des Pferdes setzen ihren Brustkorb in Bewegung. So lernt sie, ihn anzuspannen und wieder zu entspannen. Der Widerstand des Pferderückens hilft ihr dabei, zwischen dem Wahrnehmen von innen und außen zu wechseln. Nie hätte ihr jemand zugetraut, eine so ausgelieferte Haltung einzunehmen, aber der spielerische Umgang mit dem Pferd macht sie mutig. Geschickt turnt sie zuweilen auf Taminos breitem Rücken, völlig in Balance oder die Balance herausfordernd und mit ihrem Körper in spielerischem Kontakt. Auch die „Tresorübung", mit der man sich von belastenden Bildern distanziert, kann sie am besten mit Hilfe ihres Pferdes umsetzen. Sie stellt sich vor, dass ihre bedrohlichen Gefühle von den Hufen des Pferdes in Lichtgeschwindigkeit versetzt und in eine Raumkapsel teleportiert werden. Ebenso gelingt es Hannah auf dem Pferd sitzend, einen sicheren Ort zu imaginieren, denn „wenn man schneller ist als jeder Mensch und mit vier Hufen bewaffnet, kann man nur sicher sein", wie sie sagt. Das ist ein Meilenstein. Hannah macht die Erfahrung, ihre Emotionen steuern zu können, was ihre Autonomie stark fördert. Das regelmäßige gemeinsame „Abschnauben" mit dem Pferd und dessen eher stoische Art geben Hannah Sicherheit. Sie genießt den Körperkontakt, will sich spüren und das Risiko suchen.

3.1 Verortung im Feld der tiergestützten Interventionen

Pferdegestützte Traumatherapie ist eine psychotherapeutische Intervention unter Einbezug des Pferdes und zählt somit zu den pferdegestützten Therapien. Pferdegestützte Therapie wiederum ist eine Form von tiergestützter Therapie. Damit wird klar, dass es nebst spezifischen Kenntnissen in Psychotherapie und Traumatherapie auch allgemeines Wissen um den Einsatz von Tieren in der Therapie braucht, um pferdegestützte Traumatherapie durchführen zu können. Es müssen zunächst grundlegende Konzepte der Mensch-Tier-Beziehung einbezogen und rechtliche und ethische Gesichtspunkte zum Einsatz von Tieren beachtet werden. In einem zweiten Schritt braucht es pferdespezifisches Wissen und Kenntnisse. Die Verortung der pferdegestützten Therapie innerhalb der tiergestützten Interventionen verdeutlicht, dass viele der Wirkfaktoren und Effekte von pferdegestützter Therapie auch bei anderen Tierarten auftreten. Einige Effekte jedoch sind pferdespezifisch.

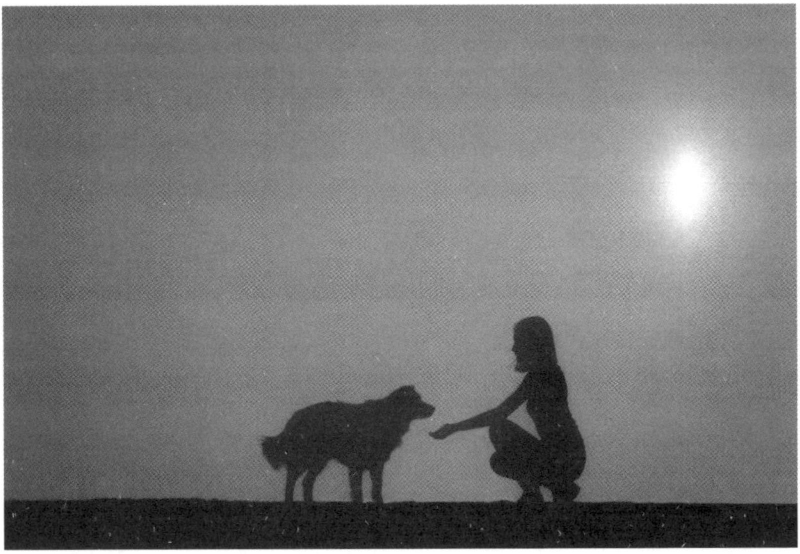

Der Begriff „tiergestützte Intervention" dient als Überbegriff und umfasst tiergestützte Therapie, tiergestützte Pädagogik und tiergestützte Aktivitäten (IAHAIO 2018). Tiergestützte Therapie grenzt sich durch eine therapeutische Zielsetzung von der tiergestützten Pädagogik und den tiergestützten Aktivitäten ab und wird durch therapeutisch geschulte Fachkräfte im Rahmen ihres Grundberufs ausgeübt. Nachfolgend werden Begriffsdefinitionen gemäß der „International Association of Human-Animal Interaction Organizations, IAHAIO" (Beetz et al. 2016b; Jegatheesan et al. 2019) vorgestellt:

- **Tiergestützte Intervention:** Eine tiergestützte Intervention ist eine zielgerichtete und strukturierte Intervention, die bewusst Tiere in die Gesundheitsfürsorge, die Pädagogik und die soziale Arbeit einbezieht und integriert, um therapeutische und/oder pädagogische Verbesserungen bei Menschen zu erreichen. Tiergestützte Interventionen beinhalten tiergestützte Therapie, tiergestützte Pädagogik sowie unter bestimmten Umständen auch tiergestützte Aktivitäten.

- **Tiergestützte Therapie:** Tiergestützte Therapie ist eine zielgerichtete, geplante und strukturierte therapeutische Intervention. Sie wird von professionell ausgebildeten Personen im Gesundheitswesen, der Pädagogik oder der sozialen Arbeit im Rahmen ihrer fachlichen Praxis durchgeführt oder angeleitet. Effekte der Intervention werden gemessen und dokumentiert. Tiergestützte Therapie strebt die Verbesserung physischer, kognitiver, verhaltensbezogener und/oder sozio-emotionaler Funktionen bei Klienten an.
- **Tiergestützte Pädagogik:** Tiergestützte Pädagogik ist eine zielgerichtete, geplante und strukturierte Intervention. Sie wird von in allgemeiner Pädagogik oder Sonderpädagogik qualifizierten Lehrpersonen angeleitet und/oder durchgeführt. Effekte der Intervention werden gemessen und dokumentiert. Der Fokus der tiergestützten Pädagogik liegt auf akademischen Zielen, auf prosozialen Fertigkeiten oder kognitiven Funktionen.
- **Tiergestütztes Coaching:** Tiergestütztes Coaching ist eine zielgerichtete, geplante und strukturierte Intervention. Sie wird von Fachkräften durchgeführt, die als Coach ausgebildet sind. Der Fokus des tiergestützten Coachings liegt auf der persönlichen Entwicklung der Klienten, des Erkennens und Verbesserns von Gruppenprozessen sowie auf der Verbesserung von sozialen und emotionalen Kompetenzen der Klienten.
- **Tiergestützte Aktivitäten:** Tiergestützte Aktivitäten sind geplante und zielorientierte informelle Interaktionen und Besuche, die von Mensch-Tier-Teams mit motivationalen, erzieherischen oder entspannungs- und erholungsfördernden Zielsetzungen durchgeführt werden. Die Mensch-Tier-Teams müssen mindestens ein einführendes Training, eine Vorbereitung und eine Beurteilung durchlaufen haben, um im Rahmen von informellen Besuchen aktiv zu werden.

3.2 Theorien tiergestützter Interventionen

Theorien zur Wirkung der Mensch-Tier-Beziehung auf die psychische und physische Gesundheit des Menschen sind in der Literatur vielfach dargestellt und aufgearbeitet worden. Ein wichtiger Ansatz ist die *Biophilie-Hypothese* (Kellert/Wilson 1995; Olbrich 2003/2009; Wilson 1984). Sie besagt, dass Menschen ein genetisch verankertes Bedürfnis haben, sich der

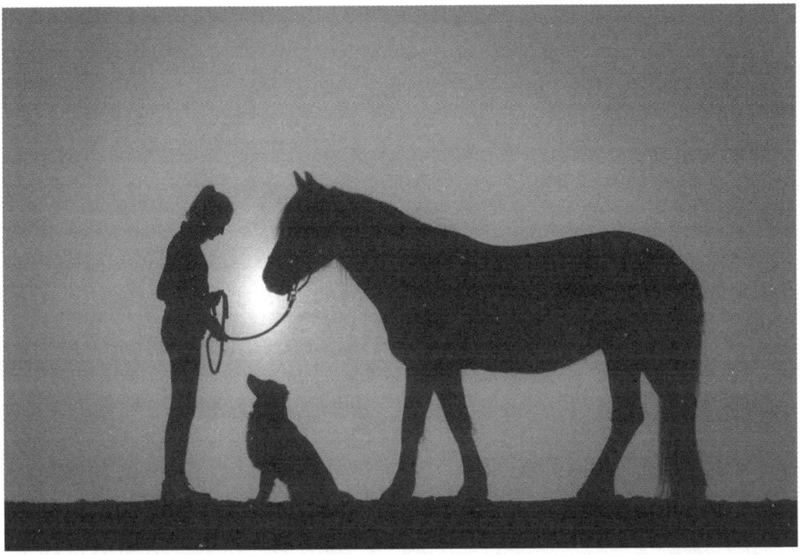

Natur, dem Leben und nicht-menschlichen Lebewesen anzunähern. Auch das *Konzept der Du-Evidenz* spielt eine wichtige Rolle (Lorenz 1967). Dieses bezeichnet die Fähigkeit von Menschen, ein Gegenüber als Individuum, als „Du" wahrzunehmen und diesem „Du" Individualität und eigene Wesensmerkmale zuzugestehen. Mittels Du-Evidenz wird das Gegenüber zum Beziehungspartner, für den man Empathie und Mitgefühl empfindet. Auch das *Anthropomorphisieren*, das Übertragen menschlicher Eigenschaften auf Tiere, wird als Voraussetzung für die Entwicklung einer Beziehung zu Tieren diskutiert (Beetz 2017). Weiter spielen *bindungstheoretische Konzepte* eine wichtige Rolle (Julius et al. 2014). Forscher gehen davon aus, dass Menschen eine Bindung im bindungstheoretischen Sinne zu Tieren aufbauen können, was auch in der therapeutischen Arbeit genutzt werden kann. Aber auch die Funktion von Tieren als *sozialer Katalysator* (Corson/Corson 1981; McNicholas/Collis 2000), als Quelle *sozialer Unterstützung* (McNicholas/Collis 2006) oder *intrinsischer Motivation* (Olbrich 2009; Wohlfarth et al. 2013) können als theoretische Erklärung für gewisse Effekte herangezogen werden; genauso die Tatsache, dass Interaktionen mit Tieren durch die *nonverbale Kommunikation* zwischen Mensch und Tier (Olbrich 2009) das *Erfahrungssystem* und nicht das verbal-symbolische System aktivieren (Beetz 2017). Weiter diskutieren diverse Autoren tiefenpsychologische Konzepte, die auf frühkindlichen Erfahrungen und unbewussten Prozessen basieren, als Basis tiergestützter Interventionen (Ganser 2017; Vernooij/Schneider 2013).

Die Modelle wurden in den 2000er Jahren um *neurobiologische Ansätze* ergänzt, welche die Stresssysteme und deren Antagonisten, insbesondere das Oxytocinsystem, integrieren (Beetz et al. 2012; Julius et al. 2014; Nagasawa et al. 2015). Zudem zeigt Kotrschal (2009) anhand der geteilten „sozialen Toolbox" zwischen Menschen und anderen Säugetieren, inwiefern biologische Voraussetzungen zwischenartliche Beziehungen überhaupt ermöglichen. Das soziale und emotionale Gehirn von Menschen ist ähnlich aufgebaut wie das anderer Säugetiere. Es bestehen ähnliche Mechanismen zur Stressbewältigung und ähnliche Persönlichkeitstypen. Dies alles ist Grundlage für ein gegenseitiges Verstehen und eine Kommunikation über die Speziesgrenzen hinaus.

Theoretische Modelle der Mensch-Tier-Beziehung leisten einen wichtigen Beitrag, um zu verstehen, weshalb und auf welche Weise tiergestützte Interventionen wirksam sein können. Sie bilden damit auch einen Teil der konzeptionellen Grundlage für die pferdegestützte Traumatherapie. Eine umfassende Darstellung der grundlegenden Konzepte zur Mensch-Tier-Beziehung ist in diesem Rahmen nicht möglich. Für ausführlichere Informationen verweisen wir deshalb an dieser Stelle auf die Literatur (beispielsweise Beetz 2017; Fine 2019; Julius et al. 2014; Olbrich 2009; Vernooij/Schneider 2013).

4 Pferdegestützte Traumatherapie in der Literatur

„Wie kommt man in das Land auf der anderen Seite des Wassers und hinter den Bergen?", fragte ich. „Über die Brücke des Morgenlichts", sagte Jum-Jum. „Wo ist die Brücke des Morgenlichts?", fragte ich. „Bald werden wir sie sehen", sagte Jum-Jum. Und dann sahen wir sie. Es war eine Brücke, so hoch und so lang, dass man nicht sah, wo sie zu Ende war. Sie glänzte in der Morgensonne, und sie sah aus, als wäre sie aus goldenen Strahlen erbaut.

Astrid Lindgren: Mio, mein Mio

FALLBEISPIEL

Ertragen werden unter allen Umständen. Getragen werden unter allen Umständen. Sich jemandem zumuten mit seinem ganzen schweren Seelenballast. Psychotherapeuten sind nur Menschen, aber Tamino ist ein Pferd und setzt diesem Seelenballast 500 Kilogramm Lebendgewicht entgegen. Er ist ein direkter Nachkomme südamerikanischer Wildpferde und ist unübersehbar und spürbar da, im Hier und Jetzt. Reiten zu lernen, ausbalanciert auf dem Pferderücken durch die Luft zu schweben, stellt für Hannah die größte Motivation dar, sich der Therapie zu stellen. Hannah wird sicherer, von Mal zu Mal gewinnt sie an Farbe im Gesicht. Die Augen beginnen zu sprühen und das verbitterte, zornige Funkeln ist nur noch selten zu sehen. Plötzlich ist da Platz für Freude, Humor, Lachen und immer öfter teilt sie ihre Gedanken und die Hässlichkeit ihres

Schicksals mit ihrem Pferd und ihrer Therapeutin. Die von Hannah erstellte Lebenslinie und die einzelnen, nach und nach erarbeiteten Narrative ihrer traumatischen Erfahrungen ermöglichen ihr einen klareren Blick auf die Zusammenhänge im Fluss ihres Lebens. Als inneren Helfer hat Hannah einen „Patronus". Allerdings ist er nicht ein innerer Teil von ihr. Sie stellt ihn sich als Pferdefigur mit blau leuchtendem Rand vor, die über ihr her galoppiert. Wir lesen das Buch „Mio, mein Mio" abschnittsweise, als Ritual jeweils zum Ende der Stunde, und sie nimmt es jedes Mal mit nach Hause. Es wird immer abgegriffener, ist wohlwollender Zeuge von Regen, Sand und Pferdespeichel, aber auch von einigen Tränen, auf die Hannah sehnlich wartet, nachdem ich sie auf die Idee gebracht habe, diese absichtlich im Buch zu verewigen. Hannah führt ein Heft, in das sie alle einzelnen Narrative schreibt oder einklebt, sie mit Zeichnungen, Texten und eigenen Gedichten ergänzt und so ihre Lebensgeschichte nachzeichnet. Sie nennt es Traumstoff … der Traumstoff, der unsichtbar macht.

„Was verwebst du, dass es so schön wird?", fragte ich. Sie antwortete nicht, sondern begann wieder zu weben. Sie schob das Schiffchen durch die Fäden und summte leise vor sich hin […]. „Was singt Trauervogel?", fragte ich die Weberin. Da weinte sie. Ihre Tränen tropften auf das Gewebe hinunter und wurden zu kleinen klaren Perlen, und der Stoff wurde noch viel schöner als zuvor.

Astrid Lindgren: Mio, mein Mio

4.1 Forschungsstand

Tiergestützte Interventionen kommen bei der Behandlung von traumatisierten Menschen immer häufiger zum Einsatz. So wurden in den 2000er Jahren in den USA, aber zunehmend auch im deutschsprachigen Raum, hunde- und pferdegestützte Programme lanciert für Menschen mit Posttraumatischen Belastungsstörungen. Es gibt zahlreiche anekdotische Beschreibungen der Wirkung solcher tiergestützten Programme (Beetz et al. 2016a; Döhrer et al. 2014; Lefkowitz et al. 2005; Yount et al. 2012; Yount et al. 2013). Wissenschaftliche Untersuchungen dazu gibt es erst wenige. In den 2010er Jahren hat die

Zahl allerdings stark zugenommen. Einige der aktuellen Studien sind hier nach Tierart geordnet zusammengefasst.

O'Haire und Kollegen haben in einem systematischen Review zu tiergestützten Interventionen bei Menschen mit einem Trauma zehn Studien identifiziert und zusammengefasst. In fünf der eingeschlossenen Studien wurden Hunde eingesetzt, drei Studien untersuchten Effekte von Pferden und in zwei Studien kam eine Kombination von Hunden, Pferden und Farmtieren zum Einsatz. Die in den Studien durchgeführten Aktivitäten unterschieden sich stark voneinander. Aus dem Review kann jedoch gefolgert werden, dass tiergestützte Interventionen bei Patienten mit Traumafolgestörungen zu kurzfristigen Verbesserungen in der depressiven Symptomatik, PTBS-Symptomen und der empfundenen Angst führen können.

Über alle Studien hinweg wurde eine Reduktion der Depression von 19 bis 72 Prozent mit einer mittleren bis großen Effektstärke gefunden. Die PTBS-Symptome reduzierten sich je nach Studie zwischen 13 und 80 Prozent. Die Effektstärken variierten im Bereich zwischen klein bis groß. Ebenfalls mit kleinen bis großen Effektstärken konnte die Angst der Patienten jeweils zwischen 21 und 65 Prozent reduziert werden (O'Haire et al. 2015). Da viele der Studien geringe Fallzahlen und fünf der Studien lediglich Prä-/Post-Messungen und keinen Vergleich mit einer Kontrollgruppe enthielten, müssen diese Ergebnisse vorsichtig bewertet werden.

In einer neueren Metaanalyse von Germain und Kollegen (2018) wurde gezeigt, dass tiergestützte Psychotherapie für sich alleine genommen einen großen Effekt hat bei der Verbesserung der Symptome. Wird tiergestützte Psychotherapie jedoch mit anderen Interventionen verglichen, so schneidet sie lediglich in leichtem bis mittlerem Maße besser ab (Germain et al. 2018). Es sollte daher vor allem darum gehen, herauszufinden, für welche Menschen der tiergestützte Ansatz hilfreich ist und welche auch von einem klassischen Setting profitieren. Die bisherigen Resultate sind vielversprechend, da alle eingeschlossenen Studien positive Ergebnisse aufweisen.

Pferdegestützte Interventionen

Zu Effekten von pferdegestützten Interventionen bei Traumafolgestörungen sind in neuerer Zeit einige Studien publiziert worden. Ihre Resultate werden hier zusammengefasst. McCullough und Kollegen untersuchten die Wirkung von acht Psychotherapiesitzungen unter Einbezug von Pferden bei elf Kindern und Jugendlichen mit Missbrauchserfahrungen zwischen zehn und 18 Jahren. Die Ergebnisse zeigen, dass die PTBS-Symptome der Studienteilnehmer zurückgingen und sich die Mensch-Tier-Beziehung verbesserte (McCullough et al. 2015). In einer anderen Studie zeigten sich bei 36 Kindern und Jugendlichen nach einem zehnwöchigen pferdegestützten Psychotherapieprogramm ebenfalls Verbesserungen in den PTBS-Symptomen (Mueller/McCullough 2017). Allerdings unterschieden sich diese Effekte nicht von den Verbesserungen bei 32 Kindern und Jugendlichen in der Kontrollgruppe, die eine Standardbehandlung erhielten. Die Standardbehandlung beinhaltete wöchentliche traumafokussierte kognitive Verhaltenstherapie.

Schultz, Remick-Barlow und Robins fanden, dass pferdegestützte Psychotherapie bei 63 Kindern mit unterschiedlichen Diagnosen, die intrafamiliäre Gewalt erlitten hatten, zu einer signifikanten Verbesserung des globalen Funktionsniveaus der Kinder führte. Die Studie zeigt weiter, dass ein Zusammenhang zwischen der Anzahl Sitzungen und dem Ausmaß der Verbesserung besteht und insbesondere junge Kinder mit Missbrauchs- und Vernachlässigungserfahrungen von der Therapie profitierten. Dies gibt einen ersten Hinweis für die Umsetzung in der Praxis. Denn nach wie vor ist unklar, bei wem pferdegestützte Therapie am besten wirkt und wie sie optimal dosiert werden kann (Schultz et al. 2007).

In der Untersuchung von Kemp und Kollegen erhielten 15 Kinder und 15 Jugendliche, die sexuellen Missbrauch erlebt hatten, pferdegestützte Therapie in Form eines Gruppenprogramms. Im Vergleich zur vorangehenden Warte-Kontrollphase, in der sich keine Veränderungen zeigten, konnte nach der pferdegestützten Intervention bei der Kindergruppe eine signifikante Verbesserung im Verhalten sowie eine Reduktion der Depression gefunden werden. In der Gruppe der Jugendlichen führte die pferdegestützte Intervention zu einer signifikanten Reduktion der PTBS-Symptome, der Angst, Depression, Dissoziation und sexuellen Bedenken (Kemp et al. 2014).

Diese Resultate zeigen, dass die pferdegestützte Therapie positive Effekte auf eine breite Palette an Problemen hat und sich auch positiv auf potentiell vorhandene komorbide Störungen auswirken kann. Auch in einer Studie mit 16 Erwachsenen zeigte sich nach einer sechswöchigen pferdegestützten Intervention ein signifikanter Rückgang der PTBS-Symptome, eine geringere Reaktion auf Traumastimuli und eine niedrigere Ängstlichkeit. Zudem wandten die Patienten häufiger achtsamkeitsbasierte Strategien an und konsumierten weniger Alkohol (Earles et al. 2015).

Untersuchungen zu pferdegestützter Psychotherapie mit Kriegsveteranen fanden einen signifikanten Rückgang der PTBS-Symptome (Duncan et al. 2014) und zusätzliche Verbesserungen bezüglich negativem sowie positivem Affekt (Craven 2013). Ein Rückgang der PTBS-Symptome bei Kriegsveteranen wurde auch nach einem sechswöchigen pferdegestützten Gruppenprogramm gefunden (Burton et al. 2019; Johnson et al. 2018). Weiter scheinen pferdegestützte Interventionen auch zu Verbesserungen in physiologischen Parametern wie der Herzratenvariabilität zu führen (Gehrke et al. 2018), wobei auch inkonsistente Befunde vorliegen (Malinowski et al. 2018). Bei Frauen, die Opfer von physischer und sexueller Gewalt wurden, führte pferdegestützte Psychotherapie dazu, dass sie aufmerksamer und achtsamer wurden, sich fähiger und kompetenter fühlten (Schroeder/Stroud 2015), ein größeres Bewusstsein für sich selbst und ein erhöhtes Selbstvertrauen zeigten und verminderte Angst und Depressionssymptome aufwiesen (Meinersmann et al. 2008). Thelle (2010) befragte 29 Erwachsene, die sexuelle Übergriffe erlebt hatten, vor und nach einem zwölfwöchigen pferdegestützten Psychotherapieprogramm. Die Teilnehmer berichteten, dass ihr Gefühl, ihre Angst kontrollieren zu können sowie ihr Sicherheitsgefühl zunahmen. Auch in einer Fallstudie mit einem Kriegsveteranen, bei dem ebenfalls pferdegestützte Therapie eingesetzt wurde, führte die Intervention zu einer signifikanten Reduktion der PTBS-Symptome und der Depression sowie zu einer Verbesserung des Schlafes. Diese Effekte hielten auch zwölf Wochen nach Abschluss der Intervention an (Nevins et al. 2013).

Die Resultate zeigen, dass pferdegestützte Traumatherapie sowohl bei Kindern wie auch bei Jugendlichen und Erwachsenen mit unterschiedlichsten Traumatisierungen positive Effekte auf diverse Symptome hat. Die Palette an Symptomen, die mit pferdegestützter Traumatherapie behandelt werden kann, ist damit relativ breit.

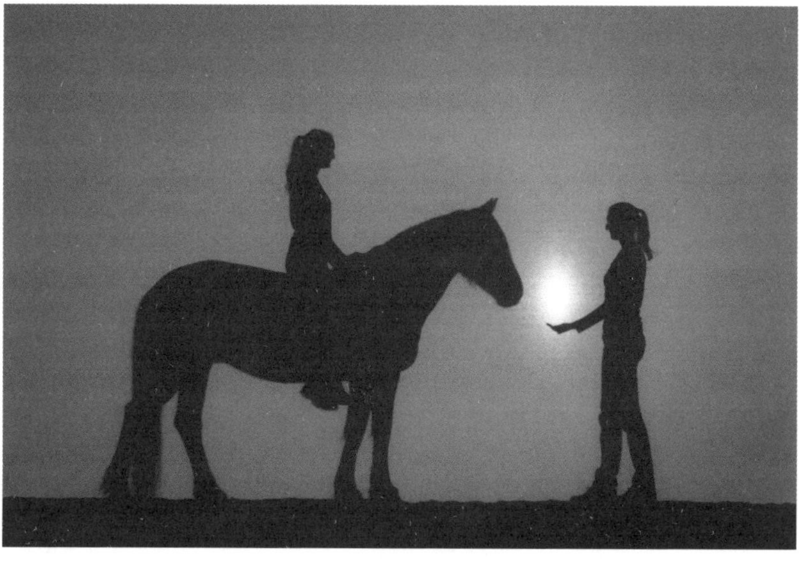

In fast allen Untersuchungen beinhalteten die pferdegestützten Tätigkeiten die Pflege der Pferde sowie Bodenarbeitsübungen. Lediglich in den Studien von McCullough und Kollegen (2015), Thelle (2010) und Johnson und Kollegen (2018) war auch Reiten ein Teil der Intervention. Dies zeigt, dass Reiten nicht Bestandteil einer erfolgreichen Intervention sein muss. Das wichtigste Merkmal einer gelungenen Intervention scheint die Interaktion zwischen Patient und Pferd zu sein und deren Gestaltung durch den Therapeuten.

In einer weiteren qualitativen Studie mit sechs Teilnehmern untersuchten Yorke et al. (2008), inwiefern die Bindung zwischen einem Menschen und einem Pferd einen Effekt auf die Bewältigung eines Traumas hat. In dieser Studie wurde keine therapeutische Intervention durchgeführt, sondern Menschen befragt und beobachtet, die in der Vergangenheit ein Trauma erlebt hatten und in ihrer Freizeit ritten. Die Autoren fanden deutliche Parallelen in der Beziehung zwischen den Studienteilnehmern und ihren Pferden und der Beziehung, wie sie zwischen Patienten und Therapeuten in einer Psychotherapie vorkommt.

Viele der Effekte von tiergestützten Interventionen treten auf, weil ein Tier in die Therapie integriert wird – unabhängig davon, welche Tierart dies ist. Aus diesem Grund folgt nun eine Zusammenfassung des Forschungsstands zu Effekten hundegestützter Interventionen und Interventionen mit anderen Tierarten bei Traumafolgestörungen.

Hundegestützte Interventionen

Dietz et al. (2012) untersuchten 153 Kinder zwischen sieben und 17 Jahren, die einen sexuellen Missbrauch erlebt hatten. Die Kinder wurden in drei Gruppen unterteilt, die alle nach demselben Vorgehen behandelt wurden. Bei zwei der Gruppen wurden zusätzlich Hunde in die Behandlung miteinbezogen. Die Behandlung fand im Gruppensetting statt und bestand aus zwölf Therapieeinheiten. Es zeigte sich, dass sich die Kinder in den hundegestützten Gruppen sich signifikant stärker verbesserten bezüglich Depression, Wut, PTBS-Symptomen, Dissoziation und sexuellen Bedenken als die Kinder in der Gruppe ohne Hunde. Zudem profitierten die Kinder derjenigen Gruppe stärker, in welcher der Hund direkt in die Therapiesitzungen miteinbezogen wurde, im Vergleich zu derjenigen Gruppe, in der er lediglich im Raum präsent war. Dies gibt wiederum einen Hinweis auf die Umsetzung der Intervention in der Praxis. Ein Tier kann schon durch seine reine Anwesenheit hilfreich sein. Das Potential von tiergestützten Interventionen kann jedoch erst dann ausgeschöpft werden, wenn der Therapeut das Tier aktiv in den therapeutischen Prozess miteinbezieht. Dies trifft unserer Meinung nach auch auf die pferdegestützte Traumatherapie zu.

Ähnliche Ergebnisse zeigte eine Studie bei physisch und sexuell missbrauchten Mädchen, die zwölf hundegestützte Gruppensitzungen absolviert hatten (Hamama et al. 2011) und eine Untersuchung bei missbrauchten Kindern zwischen vier und 12 Jahren, die ein vierwöchiges hundegestütztes Therapieprogramm durchlaufen hatten (Murrow 2013, zit. nach O'Haire et al. 2015).

Mehrere Studien untersuchten den Effekt von hundegestützter Therapie bei Soldaten oder Veteranen, die an PTBS erkrankt waren. Der Einbezug von Hunden führte zu einer tendenziell geringeren Stressbelastung und einem geringeren negativen Befinden (Beetz et al. 2016a). Zudem zeigte sich eine signifikante Reduktion der Depression nach Abschluss des Programms. Auch hatten die Teilnehmer danach eine geringere Angst vor öffentlichen Plätzen, weniger Albträume und sie nahmen weniger Medikamente ein (Newton 2014, zit. nach O'Haire et al. 2015). Neuere Studien zeigen zudem auch einen Rückgang der PTBS-Symptome bei Veteranen, die trainierte Hunde erhalten oder diese selbst trainieren (Bergen-Cico et al. 2018; O'Haire/Rodriguez 2018).

In einer anderen Untersuchung wurden 30 Kriegsveteranen mit PTBS retrospektiv zu den Effekten von Hunden als Haustier befragt. Die Veteranen gaben an, dass sie sich seit der Anschaffung des Hundes ruhiger, weniger einsam und weniger depressiv fühlten und sich weniger um die Sicherheit der Familie sorgten (Stern et al. 2013). Auch wenn diese Studie retrospektiv angelegt ist und keine therapeutische Intervention beschreibt, so decken sich die Befunde weitgehend mit den weiter oben zitierten Studienresultaten. Programme mit Hunden für Veteranen verbreiten sich zurzeit vor allem in den USA stark. Diese sind sehr unterschiedlich gestaltet und es bestehen keine Richtlinien (Furst 2015).

Interventionen mit diversen Tierarten

Drei Untersuchungen beschreiben den Einsatz von unterschiedlichen Tierarten in der Therapie von Traumafolgestörungen. Balluerka und Kollegen untersuchten 46 Jugendliche zwischen 12 und 17 Jahren, die traumatische Erfahrungen in der Kindheit erlitten hatten. Eine Gruppe nahm zusätzlich zur Standardbehandlung an einem zwölfwöchigen Psychotherapieprogramm mit Besuchen auf einem Bauernhof teil. Die andere Gruppe erhielt keine solchen zusätzlichen Besuche. In der Interventionsgruppe wurden ein Hund sowie Pferde eingesetzt. Zusätzlich fanden Interaktionen mit Katzen, Schafen, Ziegen, Hühnern und Schweinen statt. Nach dem Programm wiesen die Teilnehmer der Interventionsgruppe eine signifikant höhere Bindungssicherheit auf im Vergleich zur Kontrollgruppe. Die Erinnerungen an die erlebten Traumata und die Interaktion mit den Eltern sowie die familienbezogenen Sorgen veränderten sich jedoch nicht (Balluerka et al. 2014). In einer weiteren Studie wurden ebenfalls die Effekte eines Bauernhofprogramms mit Pferden, Hunden, Katzen, Kaninchen und Farmtieren bei 21 Jugendlichen mit Missbrauchserfahrungen zwischen 11 und 17 Jahren untersucht. Das Programm dauerte neun Wochen, wobei eine Hälfte der Jugendlichen zusätzlich zum normalen Behandlungsangebot einen Bauernhof besuchte. Die Gruppe, die mit den Tieren interagierte, zeigte im Anschluss signifikant niedrigere Angst- und Depressionswerte. Das globale Funktionsniveau dagegen wurde nicht beeinflusst (Woolley 2004, zit. nach O'Haire et al. 2015).

Die Evaluation eines achtwöchigen Achtsamkeitstrainings mit Schafen ergab bei einer Gruppe von sechs Patienten, die an wiederkehrender Depression und frühen Traumata litten, dass das tiergestützte Achtsamkeitstraining zu einer signifikanten Reduktion der depressiven Symptome und der Rumination sowie zu einer Verbesserung der Achtsamkeits-Skills führte. Die Akzeptanz-Skills der Patienten jedoch verbesserten sich nicht (Schramm et al. 2015).

Die Ergebnisse zu Programmen mit Hunden und anderen Tieren sind insofern spannend, als dass sich viele der in diesen Studien beschriebenen Techniken sehr gut auch mit Pferden umsetzen lassen und somit konkrete Anregungen für die eigene Praxis bieten.

Interventionen bei weiteren Störungsbildern

Bereits besser untersucht sind tiergestützte Interventionen bei Menschen mit weiteren, ganz unterschiedlichen psychiatrischen Störungsbildern (Barker/Dawson 1998; Rossetti/King 2010). Beispielsweise profitierten Kinder und Jugendliche im Alter zwischen 11 und 17 Jahren mit unterschiedlichen psychiatrischen Störungen in einer randomisierten und kontrollierten Studie von hundegestützter Therapie. Das globale Funktionsniveau der Kinder und Jugendlichen verbesserte sich und sie gingen regelmäßiger zur Schule als zuvor (Stefanini et al. 2015). Eine Studie mit 90 hospitalisierten erwachsenen Patienten, großteils mit Schizophrenie oder mit einer schizoaffektiven Störung, zeigte, dass sowohl durch pferdegestützte Psychotherapie als auch durch hundegestützte psychotherapeutische Interventionen gewalttätiges Verhalten reduziert werden kann (Nurenberg et al. 2015). Auch andere Studien zeigen positive Effekte bei Patienten mit Schizophrenie (Calvo et al. 2016).

Bei depressiven Patienten konnten in einer Metaanalyse Effekte mit einer mittleren Effektstärke nachgewiesen werden (Souter/Miller 2007). Aber auch ältere Menschen mit Demenz oder kognitiven Defiziten, die agitiertes Verhalten zeigen, profitieren von tiergestützten Interventionen (Olsen et al. 2016); ebenso Kinder mit Autismus (O'Haire et al. 2014), bei denen insbesondere pferdegestützte Programme gute Effekte aufweisen (Borgi et al. 2016).

Auch diverse Reviews und Metaanalysen zeigen, dass tiergestützte Interventionen bei unterschiedlichsten Patienten Effekte haben können (Bernabei et al. 2013; Cotoc et al. 2019; Goddard/Gilmer 2015; Hawkins et al. 2019; Kamioka et al. 2014; Klimova et al. 2019; Matuszek 2010; Maujean et al. 2015; Nimer/Lundahl 2007). Starke Effekte finden sich beispielsweise bezüglich des sozialen Funktionsniveaus. Mittlere Effektstärken zeigen sich für die Reduktion von Depression, Angst und Verhaltensproblemen, wobei die Effekte bei Patienten mit psychiatrischen Diagnosen größer sind als bei älteren Menschen mit Demenz (Virues-Ortega et al. 2012).

Diese Ergebnisse sind bedeutsam für die pferdegestützte Traumatherapie. Denn viele Patienten mit Traumafolgestörungen und insbesondere mit komplexen Traumatisierungen bringen nicht nur eine, sondern mehrere psychiatrische Auffälligkeiten oder Diagnosen mit in die Therapie. Depressive Symptome, kognitive Defizite und agitiertes oder gar aggressives Verhalten kommen nicht selten vor. Der Einsatz von Tieren kann somit auch bei ganz unterschiedlichen Komorbiditäten eine Ressource und ein wirksames Hilfsmittel sein.

Eine große Zahl an Studien belegt zudem, dass Tiere stressreduzierende Effekte haben und die Entspannung fördern. Diese Effekte können sowohl anhand von psychologischen als auch von physiologischen Parametern nachgewiesen werden (Beetz et al. 2012). So werden etwa die Herzfrequenz, der Blutdruck oder die Spiegel des Stresshormons Cortisol in Anwesenheit eines Tieres oder durch ruhige Interaktionen mit einem Tier verringert.

Gleichzeitig können Tiere auch aktivierende Effekte haben (Beetz 2017). Die Anwesenheit von Hunden kann beispielsweise übergewichtige Kinder animieren, sich zu bewegen (Wohlfarth et al. 2013). Tiere wirken zudem als soziale Katalysatoren. Menschen kommunizieren verbal und nonverbal mehr, wenn Tiere anwesend sind (Bernabei et al. 2013; Hediger et al. 2019).

Bei der Traumabehandlung können sowohl diese beruhigenden als auch aktivierenden Effekte hilfreich sein. (Kap. 7.2). Weiter können Tiere im Aufbau der therapeutischen Beziehung als Brückenbauer fungieren. Studien zeigen, dass Therapeuten und fremden Personen in Anwesenheit eines Tieres mehr Vertrauen geschenkt wird (Gueguen/Ciccotti 2008; Schneider/Harley 2006). Tiere können als soziale Unterstützer wahrgenommen werden. Dies ist insbesondere für Personen wichtig, die Mühe haben zu vertrauen, wie dies bei Menschen mit komplexen Traumafolgestörungen der Fall sein kann. Bei vielen dieser Effekte scheint die Aktivierung des Oxytocin-Systems eine Rolle zu spielen (Beetz et al. 2012). Das Hormon wird unter anderem bei angenehmem Körperkontakt ausgeschüttet, beispielsweise beim Streicheln eines Hundes (Handlin et al. 2011; Miller et al. 2009; Nagasawa et al. 2009; Odendaal/Meintjes 2003), und ist nebst anderem für die Regulierung von Vertrauen und Bindung verantwortlich. So zeigt eine neue Publikation in der Fachzeitschrift Science auf, dass ein speziesübergreifender Oxytocin-modulierter Verstärkungsmechanismus besteht, der durch die Koevolution von Mensch und Hund und der gegenseitigen Bindung zwischen den beiden Spezies entstand (Nagasawa et al. 2015).

Die hier zusammengefasste Literatur zeigt, dass Tiere bei Menschen mit psychischen Störungen auf unterschiedlichster Ebene Effekte haben können. Diese Effekte sind für eine traumazentrierte Behandlung relevant, selbst wenn sie in der Literatur nicht direkt im Zusammenhang mit Traumata untersucht wurden.

Zwischenfazit

Aufgrund des bisher erläuterten Forschungsstandes können tiergestützte Interventionen bei der Behandlung von Traumafolgestörungen zwar als vielversprechende komplementäre Behandlungsform angesehen werden, jedoch nicht als evidenzbasierte Methode und erste Behandlungswahl (O'Haire et al. 2015).

Auch wir empfehlen, pferdegestützte Traumatherapie entweder ergänzend zu einer evidenzbasierten Traumatherapie als stabilisierende und integrierende Maßnahme einzusetzen oder das Pferd innerhalb eines evaluierten Behandlungsmanuals zu integrieren, wie dies beispielsweise Krause-Straky (2017) für die EMDR Behandlung und Lefkowitz und Kollegen (2005) für die „Prolonged Exposure" aufzeigen oder Schramm und Kollegen (2015) dies in Verbindung mit der Mindfulness-Based Cognitive Therapy (MBCT) umsetzen (die Umsetzung wird im folgenden Kapitel beschrieben). Eine traumazentrierte Therapie sollte bei Patienten mit Traumafolgestörungen nicht durch eine unspezifische pferdegestützte Intervention ersetzt werden.

4.2 Methodische Ansätze

Diverse Autoren beschreiben den Einsatz von Tieren und Pferden innerhalb des psychotherapeutischen Kontextes. Es ist uns ein Anliegen, die unterschiedlichen Ansätze nicht zu bewerten, sondern übergeordnete Themen, Gemeinsamkeiten und grundlegende Aspekte herauszuarbeiten und diese zusammen mit unseren eigenen Erfahrungen für andere zur Verfügung zu stellen. Aus diesem Grund tragen wir hier bereits bestehende methodische Ansätze zusammen, ohne den Anspruch auf Vollständigkeit erheben zu wollen.

Tiergestützte Psychotherapie hat eine lange Tradition. Boris Levinson hat sie in den 1960er Jahren zum ersten Mal als solche beschrieben (Levinson 1962). Für einen grundlegenden Überblick über tiergestützte Psychotherapie empfehlen wir die Standardwerke von Levinson (1997), Parish-Plass (2013), Fine (2015), Prothmann (2008) oder Ladner und Brandenberger (2018). Auch Pottmann-Knapp (2013), Frick Tanner und Tanner-Frick (2016) sowie Hediger et al. (2019a; 2019b) bieten einen Überblick über tiergestützte Psychotherapie und stellen diese anhand diverser Fallbeispiele dar. Ganser (2017) wiederum beschreibt den Einbezug von Hunden in der Psychotherapie und geht dabei unter anderem auf Abstimmungsprozesse zwischen Mensch und Tier und die Mentalisierung in der tiergestützten Psychotherapie ein. Außerdem wurden mittlerweile zahlreiche Artikel zu tiergestützter Psychotherapie in Fachzeitschriften publiziert (beispielsweise Ganser 2014; Hediger 2015; Tavaretti 2015).

Der Einsatz von Tieren in psychotherapeutischen und psychiatrischen Settings kommt zahlenmäßig häufig vor. So ergab eine Befragung von 600 Krankenhäusern in Deutschland, Österreich und der Schweiz, dass 120 Krankenhäuser Tierbesuche ermöglichten. Die meisten Tierkontakte (fast 70 Prozent) fanden im Bereich der Psychiatrie statt (Claus 2000). Eine andere Umfrage in deutschen Kliniken und Abteilungen für Kinder- und Jugendpsychiatrie ergab, dass 64 Prozent der Einrichtungen Tierkontakte ermöglichten. In 37 Prozent der Fälle fand tiergestützte Therapie im engeren Sinne statt (Prothmann 2008). Eine Umfrage in Norwegen bei 1100 Ärzten, Psychiatern und Psychologen ergab, dass 40 Prozent bereits tiergestützte Interventionen eingesetzt hatten und 89 Prozent der Meinung waren, dass dieser Ansatz in der psychiatrischen Behandlung häufiger eingesetzt werden sollte (Berget et al. 2013).

Tiere werden in der Psychotherapie in ambulanten wie auch in stationären Settings eingesetzt. Hartfield et al. (2015) beispielsweise kommen zum

Schluss, dass tiergestützte Therapien auf einer psychotherapeutischen Station genutzt werden können, um die „Aufnahme- und Teilnahmebereitschaft für etablierte Therapieformen zu verbessern".

Pferdegestützte Psychotherapie

In den 1990er Jahren kam in Europa und den USA das Konzept der pferdegestützten Psychotherapie auf und fand zunehmend Verbreitung unter diesem Begriff (englisch: Equine-Facilitated Psychotherapy, EFP). Im deutschsprachigen Raum finden sich umfangreiche Praxisbeschreibungen aus dieser Zeit (Scheidhacker 1996a) und es wurden verschiedene Artikel zum heilpädagogischen Voltigieren und heilpädagogischen Reiten mit Menschen mit psychischen Störungen verfasst (Baum 1996; Baum/Frey 1996; Storat 1996). Es finden sich beispielsweise störungsspezifische Erfahrungsberichte von Patienten mit Schizophrenie (Scheidhacker 1996b), Borderlinestörungen (Friedsam 1996), Essstörungen (Strausfeld 1996) und psychosomatischen Erkrankungen (Herzig 1996; Mehlem 1996b). In diesen Berichten wird das Pferd häufig als „unspezifische" psychotherapeutische Maßnahme eingesetzt und noch keine feste Methodik beschrieben oder eine solche gar abgelehnt, wie beispielsweise bei Breiter und Hein (1996).

In neueren Publikationen werden nun zunehmend spezifische Effekte von pferdegestützten Interventionen untersucht (Bachi et al. 2012; Lentini/Knox 2015) und immer mehr unterschiedliche Psychotherapieansätze und spezifische psychotherapeutische Methoden mit dem Einsatz des Pferdes kombiniert (Brandt 2013; Karol 2007). So sieht Bachi (2013) die Bindungstheorie als leitendes Element in der pferdegestützten Psychotherapie. Schubenz, Aland und Schopp (1993) wiederum wenden den Begriff des Übergangsobjektes auf das Pferd in der Psychotherapie mit Kindern an. Weiter finden sich Darstellungen, in denen therapeutisches Reiten mit dem personenzentrierten Ansatz und körperorientierten Interventionen (Brühwiler Senn 2016; Mehlem 1996a; Moeller 1995) oder mit bindungsgeleiteten Interventionen (Schwaiger 2016) verknüpft wird. Kirby (2010) verknüpft die pferdegestützte Psychotherapie mit Konzepten der Gestalttherapie und Fischer beschreibt den Einsatz des Pferdes innerhalb der psychodynamisch orientierten Diagnostik (Fischer 2011). Hediger (2016) wiederum beschreibt den Einsatz von freien Interaktionen zwischen Pferd und Patient in der Psychotherapie.

Immer wieder finden sich auch sehr spezifische Anleitungen zur Umsetzung der Interventionen, welche die Bandbreite an Umsetzungen von pferdegestützter Psychotherapie aufzeigen: vom Voltigieren als psychotherapeutische Gruppenmaßnahme bei Vidrine und Kollegen (2002) bis zu einem Manual für den Einsatz von Miniaturpferden in der psychiatrischen Praxis (Cepeda 2011). In den verschiedenen Ansätzen bestehen teilweise deutliche Qualitätsunterschiede. Es lassen sich zwei parallele Entwicklungen beobachten: Zum einen zeichnen sich deutliche Fortschritte im Bereich Qualitätssicherung, Ausbildung und konzeptioneller Überlegungen ab. Zum anderen gibt es, gerade in populärwissenschaftlichen Texten, auch einen Trend hin zur Vermischung von pferdegestützten Therapieformen mit esoterischen oder magischen Konzepten.

Als Basis für das nachfolgende Kapitel zu pferdegestützten Traumatherapie verweisen wir an dieser Stelle auf die Grundlagenliteratur zu pferdegestützter Psychotherapie (Brandenberger 2016; Deutsches Kuratorium für Therapeutisches Reiten e.V. (DKThR) 2005; Fachgruppe Arbeit mit dem Pferd in der Psychotherapie (FAPP)/Deutsches Kuratorium für Therapeutisches Reiten e.V. (DKThR) 2008; Frewin/Gardiner 2005; Gomolla 2016; Koch 2012; Kupper-Heimmann 1999; Masini 2010; Opgen-Rhein et al. 2011; Scheidhacker/Bender 1998; Taubert 2009).

Pferdegestützte Traumatherapie

In der Literatur wurden in neuester Zeit erste Praxisansätze der pferdegestützten Traumatherapie beschrieben. Gewisse Autoren setzen die Intervention parallel zu einer Traumatherapie im Sinne der Stabilisierung und Integration ein. Andere Autoren beschreiben, inwiefern die Traumabearbeitung und konkrete traumatherapeutische Methoden unter Einbezug eines Pferdes umgesetzt werden können. So beschreibt etwa Krause-Straky (2017) wie EMDR mit pferdegestützten Interventionen verbunden werden kann. Beim EMDR stimuliert der Therapeut die Augen des Patienten, indem er zwei Finger hin- und herbewegt, denen der Patient folgen soll (Links-Rechts-Stimulierung). Parallel dazu werden innere Bilder und Erinnerungen an eine traumatische Situation prozessiert, bis die Belastung schließlich zurückgeht. Krause-Straky (2017) setzt nun die Bewegungsimpulse, die beim Reiten im Schritttempo auf den Patienten übertragen werden, als Links-Rechts-Stimulierung ein. Der Patient wird dabei auf dem Pferd geführt und stellt sich dabei die traumatische Situation vor. Nach 20 bis 30 Schritten erfolgt jeweils ein kurzer Halt und der Patient wird nach seiner Befindlichkeit befragt. Das Prozessieren der Erinnerungen auf dem Pferderücken wird solange weitergeführt, bis die Belastung abnimmt.

Kunz und Schneider-Schunker (2016) wiederum verbinden pferdegestützte Arbeit mit Modellen der katathym-imaginativen Psychotherapie (KIP). Bei diesem Ansatz sollen sich die Patienten zunächst entspannen. Dazu sitzen sie auf dem Pferderücken, wobei das Pferd vom Therapeuten geführt wird. Anschließend wird das Pferd zum Stehen gebracht, der Patient schließt die Augen und stellt sich vom Therapeuten vorgegebene Motive vor. Dabei kann auf einer inneren Bühne die traumatische Erinnerung imaginativ verarbeitet werden.

Anregungen zu Stabilisierungsmaßnahmen findet man in traumapädagogischen Ansätzen (Schaberl/Tarabochia 2016; Stellmacher 2017). Weiter bestehen Konzepte für den Einsatz von Pferden bei traumatisierten Patienten vor dem Hintergrund der personenzentrierten Psychotherapie (Heimhilcher 2009) oder der systemischen Pädagogik (Urmoneit/Baum 2017).

Es gibt auch Ansätze, die bestimmte Modelle der pferdegestützten Arbeit mit psychotherapeutischen Ansätzen verknüpfen. Insbesondere im englischsprachigen Raum ist das Modell der „Equine Assisted Growth and Learning Association" (EAGALA) weit verbreitet (Schultz et al. 2007). Parent (2016) etwa beschreibt den Einsatz des EAGALA-Modells bei der traumatherapeutischen Behandlung von Veteranen mit PTBS.

Auch der Einsatz von Hunden und anderen Tieren in der Traumatherapie trägt zum Verständnis der Funktionsweise bei. Gewisse Ansätze können gut auf Pferde übertragen werden. Coletta (2010) beispielsweise entwickelte ein Manual einer achtwöchigen hundegestützten Gruppentherapie für trauma-

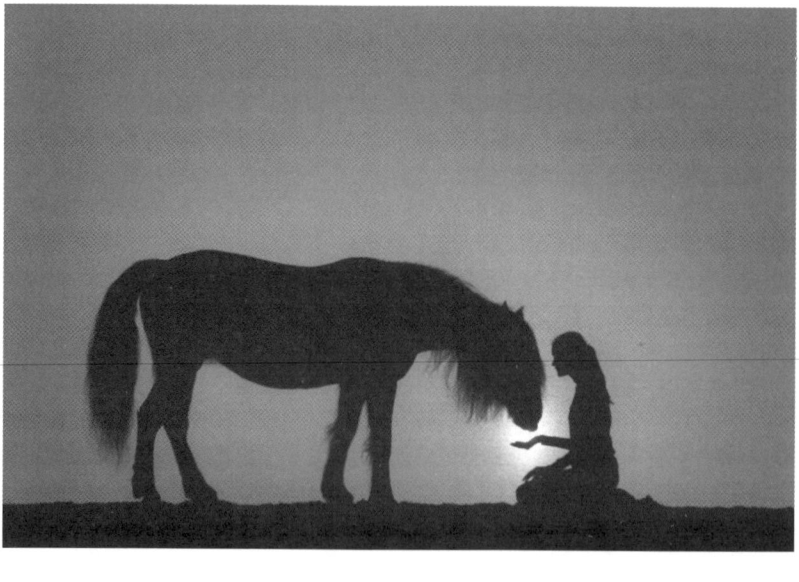

tisierte Kinder. Lefkowitz und Kollegen (2005) integrierten die Anwesenheit von Hunden in den Behandlungsansatz der „Prolonged Exposure", einer Kombination von Exposition mit dem erlebten Trauma in der Vorstellung und einer Konfrontation mit Traumahinweisreizen in der Realität. Die traumatische Erinnerung wird dabei in der Therapie nochmals durchlebt und die Erzählung auf Tonband aufgenommen und zu Hause so oft angehört, bis sie nicht mehr belastend ist. Lefkowitz und Kollegen (2005) wenden die „hundegestützte Prolonged Exposure Therapie" bei Patienten mit PTBS nach sexuellem Missbrauch an und beschreiben, dass die Anwesenheit der Hunde es den Opfern ermöglichen kann, die Therapie auszuhalten und die Zahl der Sitzungen bis zur Habituation zu verringern. Yount und Kollegen (2012; 2013) zeigen, wie Servicehunde bei der Therapie von Veteranen mit PTBS helfen können und in mehreren Publikationen ist die Umsetzung eines hundegestützten Programms für Mitglieder der deutschen Bundeswehr mit PTBS und deren Familien beschrieben (Beetz et al. 2016a; 2014).

Schramm et al. (2015) wiederum beschreiben, wie das Achtsamkeitsprogramm aus der Mindfulness-Based Cognitive Therapy (MBCT) in Form eines natur- und tiergestützten Gruppentrainings für remittierend depressive Patienten mit frühen Traumatisierungen adaptiert werden kann. Der Hintergrund ist, dass schwer traumatisierte Patienten während der Meditationsübungen immer wieder Mühe haben, die Konfrontation mit den eigenen Gedanken und den eigenen Körperempfindungen auszuhalten. Die in diesem Programm beschriebene Umsetzung des Achtsamkeitstrainings mit Schafen hilft, diese Hürde zu bewältigen. Dazu werden unterschiedliche Übungen eingesetzt: Die Patienten beobachten die Schafe beispielsweise achtsam und versuchen, sie mit allen Sinnen wahrzunehmen. Auch Gehmeditationen bei gemeinsamen Spaziergängen mit den Schafen gehören dazu. Das Training lässt sich gut auf andere Tierarten wie Pferde übertragen. Tedeschi und Jenkins (2019) schließlich bieten mit ihrem neuen Buch einen guten Überblick über Mechanismen und Ansätze der tiergestützten Traumatherapie.

5 Wirkmechanismen und Effekte pferdegestützter Traumatherapie

FALLBEISPIEL

Tamino kennt und mag Hannah bald, obwohl sie seine Persönlichkeit anfangs kaum wahrnimmt. Sie sieht eher seine Rolle als Pferd und verherrlicht ihn als „besseren Menschen“. Seinem Gemüt entsprechend widerspricht Tamino Hannah kaum und geht auf ihre Wünsche ein. In der Bodenarbeit jedoch spürt man durchaus verdeckten Unmut bei Tamino. Er äußert sich mit engen Nüstern und unruhigem Kopf. Hannah fällt es schwer, einfach mit Tamino zu spazieren, ohne etwas von ihm zu wollen. Tamino seinerseits tut sich dann schwer mit den vielen Befehlen, die auf ihn einwirken. Doch er passt sich an und Hannah entspannt sich zunehmend. Die Interaktion und die Beziehung werden Stück für Stück harmonischer.

Mit der Zeit beginnt Tamino die Beziehung sanft zu testen. Hannah erträgt das bei Tamino viel früher als dies bei einem Menschen der Fall wäre. Es sind kurze, feine und fast unmerkliche Momente, in denen sie vom Boden aus zusammenarbeiten und er aus der Bindung zurückweicht und sich Hannahs Bauchdecke anspannt. Diese feinen Fehlabstimmungen helfen Hannah, ihre Fähigkeiten zu erweitern, sich auf jemanden einzulassen, eine Balance zwischen Geben und Nehmen zu finden. Wenn Hannah auf Taminos Rücken sitzt, verhält sich Tamino aber immer verantwortungsvoll und trägt sie sicher. Hier sind seine Bewegungen und Handlungen vorhersagbar. Er lässt diese großteils von Hannah selbst bewirken.

An dieser Stelle soll diskutiert werden, weshalb es sich lohnen kann, ein Pferd in die traumatherapeutische Arbeit zu integrieren. Viele der Einflüsse eines Pferdes auf den Therapieprozess sind dabei nicht spezifisch für die Arbeit mit traumatisierten Menschen. Sie treten vielmehr in allen therapeutischen Kontexten auf. Auch sind viele der Effekte nicht spezifisch für das Pferd, sondern treten ebenso auf, wenn andere Tiere in den therapeutischen Prozess einbezogen werden. Dennoch hat das Pferd gewisse Alleinstellungsmerkmale, die es im therapeutischen Einsatz gegenüber anderen Tieren auszeichnet. Im Folgenden stellen wir in einem ersten Schritt tierart-unspezifische Effekte dar, bevor wir in einem zweiten Schritt auf pferdespezifische Effekte eingehen. So versuchen wir Schritt für Schritt herauszuarbeiten, weshalb gerade Pferde für die Arbeit mit traumatisierten Menschen hilfreich sind.

Die folgenden Ausführungen stellen keine abschließende Aufzählung dar. Sie basieren auf einer Zusammenstellung von in der Literatur beschriebenen Wirkweisen (beispielsweise Kendall et al. 2014) sowie unseren eigenen praktischen Erfahrungen, die wir versucht haben entlang unseres therapeutischen Handelns zu kategorisieren. Der Großteil der beschriebenen Effekte wird durch die Forschung gestützt, aber noch sind viele der Mechanismen nicht wissenschaftlich untersucht.

5.1 Tierart-unspezifische Wirkmechanismen

Notizen aus Hannahs Heft

Tamino, ich finde du bist sooo besonders! Noch nie hat mich jemand ohne Worte verstanden. Die meisten Menschen die ich kenne zwingen mich zum Reden. Es ist nicht so, dass ich nicht reden will aber manchmal geht es einfach nicht. & dann verzweifel ich immer & das einzige was ich will ist zu Schreiben aber, das geht auch nicht. Aber bei dir ist ALLES anders! Ich bin so froh, dass ich dich kennen gelernt hab. Du bist der aller, aller, aller Beste.

Die in Kapitel 4.1 beschriebenen Effekte von Tieren auf Menschen können auch an dieser Stelle wieder als Wirkmechanismen innerhalb des therapeutischen Prozesses verstanden werden. Darüber hinaus sehen wir die folgenden Punkte als wesentliche Wirkmechanismen:

Tiere *verändern das therapeutische Setting.* In der Anwesenheit von Tieren sind oft auch therapiemüde Patienten ansprechbar. Das Tier gestaltet durch seine Anwesenheit den Prozess mit, interagiert mit dem Patienten und wird zum Beziehungspartner. *Beziehung* ist einer der wichtigsten Wirkfaktoren innerhalb der Psychotherapie (Grawe et al. 1994; Norcross/Lambert 2011; Wampold/Imel 2015). Dass Patienten zusätzlich zur Beziehung zum Therapeuten eine Beziehung zum Tier aufbauen können, ist dementsprechend ein großer Mehrwert.

Durch den Einbezug eines Tieres innerhalb des therapeutischen Settings entsteht ein Beziehungsdreieck. Aus der klassisch therapeutischen Dyade (Patient – Therapeut) wird eine Triade (Patient – Therapeut – Tier). Dieses veränderte Setting führt zu vielen der nachfolgend diskutierten Effekten von tiergestützter Therapie. Begleitet die Bezugsperson (beispielsweise ein Pferdeführer) das Tier während der Therapie, so wird diese Konstellation noch um einen zusätzlichen Akteur zu einem Beziehungs-Viereck erweitert. Dies wird häufig als „Diamant"-Modell bezeichnet (Opgen-Rhein et al. 2011; Wohlfahrt/Mutschler 2016).

Bei der Arbeit in einer Triade *erweitern* sich die *Beziehungsebenen*. Dadurch kann beispielsweise der Patient die Beziehung zwischen Therapeut und Tier beobachten, ohne die Beziehungsangebote des Therapeuten bereits bei sich selbst zulassen zu müssen und kann dadurch am Modell lernen. Für den Therapeuten bietet sich die Chance, in einer Außenperspektive zu sehen, welche Beziehung zwischen Patient und Tier entsteht. Zudem entsteht durch die Anwesenheit eines „Dritten" ein *gemeinsamer Fokus* von Therapeut und Patient auf dieses „Dritte". Diese Triangulierung wird häufig sowohl von den Patienten als auch von den Therapeuten als angenehm empfunden und bietet Gesprächsanlässe über nicht-angstbesetzte Themen. Es darf jedoch nicht unterschätzt werden, dass durch die Erweiterung der Beziehungsebenen das therapeutische Setting komplexer und anspruchsvoller wird, da nun ein zusätzlicher Akteur – das Tier – das Geschehen beeinflusst und mitgestaltet.

Tiere fungieren als *„Eisbrecher" oder sozialer Katalysator* und bauen eine Brücke zwischen Therapeut und Patient (Corson/Corson 1981; McNicholas/Collis 2000). Häufig haben Menschen eine hohe und *intrinsische Motivation* sich mit Tieren zu beschäftigen und mit ihnen in Beziehung zu treten (Olbrich 2009; Wohlfarth et al. 2013). Gerade Patienten mit einer interpersonellen Traumafolgestörung können mit ihrer Rolle als „hilfesuchender Patient" Mühe haben. Es kommt vor, dass sie fortwährend ihre Therapeuten testen, gegen ihr Vorgehen rebellieren oder sich widerspruchslos in ein Störungsbild fügen, unfähig, etwas daran zu ändern. Tiere haben in solchen Fällen häufig intuitiv einen besonderen Charme und lockern mit ihrem spontanen Verhalten selbst starre Denk- und Handlungsmuster spielerisch auf. Auch hinderliche Beziehungsstrukturen werden durch die Anwesenheit eines Tieres aufgeweicht. Tiere beschämen viel weniger als Menschen. Sie helfen auch, an das „innere Kind" des Patienten anzubinden, weil viele Patienten sich an ihre Kindheit und den damaligen Wunsch nach Nähe zu Tieren erinnern.

Die Tatsache, dass Tiere *nicht bewerten,* ist für Patienten und Therapeuten sehr hilfreich. Es fällt Menschen leichter, sich angenommen zu fühlen von einem Tier, das keine gesellschaftlich geprägten Wertvorstellungen hat. Zudem stellen Tiere *keinen Leistungsanspruch* an die Patienten. Daneben zeigen Tiere häufig direkt, was sie denken und fühlen. Diese *Echtheit* erleichtert den Beziehungsaufbau. Dies gilt insbesondere für Menschen, die aufgrund ihrer Geschichte Mühe haben zu vertrauen. An dieser Stelle muss angefügt werden, dass auch Tiere eigene Ziele haben und diese zu verfolgen versuchen. Die Ziele der Tiere beziehen sich jedoch auf ihre eigenen Bedürfnisse und nicht darauf, den Patienten verändern zu wollen. Patienten können sich aber auch von Tieren nicht wertgeschätzt, nicht beachtet oder gekränkt fühlen.

In der Interaktion mit dem Tier erhält der Patient die Möglichkeit, selbst Fürsorgeverhalten zu zeigen, statt nur auf Fürsorge und Unterstützung angewiesen zu sein. Es findet somit ein *Rollenwechsel* statt. Die Möglichkeit, sich um ein Lebewesen zu kümmern, für es zu sorgen und es zu füttern, ist ein tiefes menschliches Bedürfnis und löst bei vielen Menschen starke positive Gefühle aus. Das Ausüben von Fürsorge erhöht das Selbstwertgefühl sowie die *Selbstwirksamkeit* und stärkt das Selbstkonzept der Patienten. Die Verantwortung für ein anderes Lebewesen zu tragen, kann aber auch herausfordernd sein. Insbesondere wenn es darum geht, vom Tier Disziplin einzufordern (beispielsweise ein Pferd am Grasen zu hindern), muss dies bei Patienten mit Traumafolgestörungen aufgrund von Gewalterfahrungen umsichtig thematisiert werden.

Ein weiterer wichtiger Aspekt ist die *nonverbale Kommunikation* (Gansterer et al. 2011). Tiere kommunizieren nonverbal und analog. Um sich mit ihnen zu verständigen, braucht es eine körpersprachliche Kommunikation. Diese findet in einem räumlichen Kontext statt (man bewegt sich dabei) und ist sehr viel stärker mit Emotionen verknüpft als die digitale und verbale Kommunikation. Die nonverbale Kommunikation ist für die Vermittlung von Beziehungsaspekten zuständig und geschieht weitgehend unbewusst (Watzlawick et al. 1969/2007). Der Bewegungsdialog erschließt somit einen Zugang zu den Emotionen (Ganser 2017; Hediger 2016; Zink 2006), was bei traumatisierten Patienten sehr wichtig ist. Gleichzeitig wird durch diesen Dialog auch der bei traumatisierten Patienten häufig eingeschränkte *Zugang zum eigenen Körper* und des Sich-Spürens gefördert. Die Aufgabe des Therapeuten besteht darin, diesen nicht-sprachlichen Bewegungsdialog in Sprache zu fassen, denn nur so wird die *Mentalisierungsfähigkeit* der Patienten gefördert (Gansterer 2011). Da der Aspekt des Bewegungsdialoges bei Pferden zentral ist, wird darauf im kommenden Kapitel noch ausführlicher eingegangen.

Ein Tier bietet die Möglichkeit, das Bedürfnis nach *Körperkontakt* und *Zärtlichkeit* auszuleben ohne die üblichen gesellschaftlichen Konnotationen. Menschen mit zwischenmenschlichen Traumatisierungen fällt es meist schwer, körperliche Nähe zu genießen. Im Kontakt mit einem Tier wird diese Nähe häufig als ungefährlich wahrgenommen. Trotzdem darf nicht außer Acht gelassen werden, dass bei gewissen Patienten Körperkontakt zum Tier als Trigger fungieren kann. Die Patienten sollten daher immer die Möglichkeit haben – wie übrigens das Tier auch – Nähe und Distanz selber wählen und regulieren zu können. Aus unserer Erfahrung wünschen sich jedoch die meisten Patienten viel Körperkontakt zu den Tieren. Man kann auch mit der bloßen Anwesenheit eines Tieres innerhalb des therapeutischen Raumes arbeiten, da Tiere schon durch ihre Anwesenheit beruhigende Effekte haben können. Die Forschungsergebnisse zur Ausschüttung von Oxytocin durch die Interaktion und das Streicheln eines Tieres und anderen *physiologischen Mechanismen* verdeutlichen jedoch die wichtige Rolle von Körperkontakt (Kap. 4.1).

Bei den meisten tiergestützten Interventionen ist die *Handlungsorientierung* ein wichtiges Merkmal. Es ergeben sich vielfältigste Möglichkeiten, ins Handeln zu kommen: in der direkten Interaktion mit dem Tier, aber auch bei Tätigkeiten für das Tier oder rund um das Tier. Dies führt dazu, dass Themen direkt innerhalb der Erfahrungswelt des Patienten aufgegriffen werden können. Dinge können eingeübt werden und haben somit eine hohe Transferchance in den Alltag. Die Möglichkeit, im Tun zu sein, darf jedoch nicht auf Kosten von Psychoedukation und Wissensvermittlung oder der Konfrontation mit unangenehmen Gefühlen stattfinden. Der oben beschriebene Rollenwechsel sowie die Handlungsorientierung führen dazu, dass durch das Tier automatisch die *Ressourcen* des Patienten in den Fokus gelangen. Dies ist gerade für Patienten mit Traumafolgestörungen zentral, da sie ihre Ressourcen häufig nicht wahrnehmen und in der Therapie oft das Schwere und Belastende im Zentrum steht.

Die Interaktion mit einem Tier ermöglicht immer auch *Probehandeln*. Patienten können innerhalb einer für sie wichtigen Beziehung unterschiedliches Verhalten ausprobieren. Die Hemmschwelle für ein solches Experimentieren ist in Anwesenheit eines Tieres relativ niedrig. Zudem sind die Reaktionen des Tieres auf das eigene Verhalten direkt erlebbar. Es ist wichtig, dass die in der Mensch-Tier-Beziehung gemachten Erfahrungen anschließend auf die Mensch-Mensch-Ebene übertragen werden. Dies ist nicht immer leicht und muss gezielt vom Therapeuten angeleitet werden, indem gemeinsam über die mit dem Tier gemachten Erfahrungen reflektiert wird.

Patienten können die *Rolle eines Lehrers für ein Tier* einnehmen. Indem man das Tier Disziplin lehrt, ihm dabei hilft, Autonomie und Regression zu regulieren, werden diese Fähigkeiten auch beim Patienten selbst gefördert. Um einem Tier etwas beizubringen, muss man diese Fähigkeiten selbst zumindest ansatzweise einüben und beherrschen. Den meisten Patienten fällt es leichter, Disziplin von einem Tier einzufordern, es zum Überwinden von Ängsten zu motivieren oder ihm etwas Neues zu lehren und dies dabei auch indirekt selbst zu erlernen, als wenn dies ohne Umweg allein eingeübt werden müsste. Bei Patienten mit interpersonellen Traumatisierungen muss in diesem Punkt darauf geachtet werden, dass die Patienten eigene negative Erfahrungen wie Abwertung oder Übergriffe dabei nicht an das Tier weitergegeben.

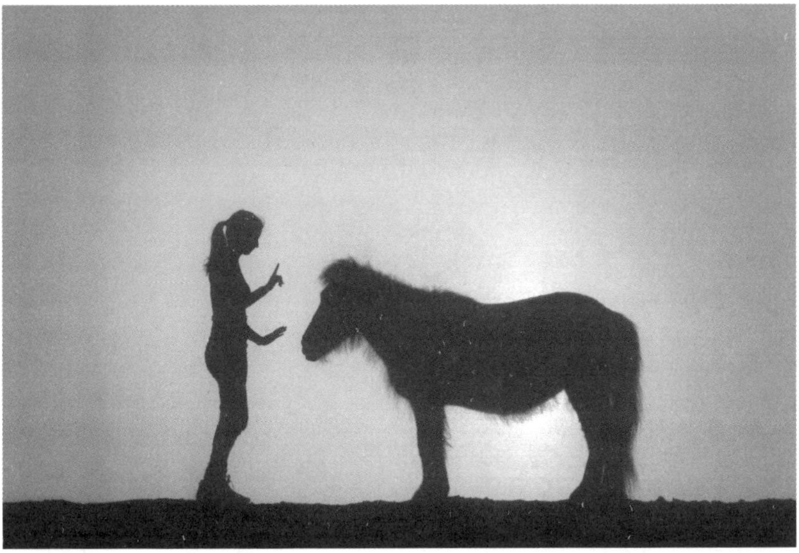

Durch die Interaktion mit einem Tier werden Schwierigkeiten, Gedanken und Gefühle direkt *im Hier und Jetzt aktualisiert.* Dies ist beispielsweise der Fall, wenn ein Tier sich vom Patienten abwendet oder die Mitarbeit verweigert. Solche Situationen bieten eine Möglichkeit, die ausgelösten Reaktionen aufzugreifen und einzuordnen. Man kann sie auch einsetzen, um neue Verhaltensweisen einzuüben. Gerade aus diesem Grund ist es mitunter wichtig, dass das Therapiebegleittier freien Handlungsspielraum hat und es ihm erlaubt ist, auch nicht-zugewandtes Verhalten zu zeigen. Solche Reaktionen und die daraus entstehenden Fehlabstimmungen sind therapeutisch wertvoll und sollten nicht durch Training des Tieres unterbunden werden (Kap. 6.4). Nicht-zugewandtes Verhalten der Tiere kann bei Patienten mit Traumafolgestörungen jedoch auch heftige Reaktionen auslösen und bei nicht fachgerechter Handhabung die Gefahr einer Retraumatisierung erhöhen.

Tiere bringen sehr viel *Lebendigkeit* in die Therapie ein. Die spontanen Impulse des Tieres fördern die Verankerung im Hier und Jetzt. Dies hat eine starke antidissoziative Wirkung. Auch führt das Tier ein *Eigenleben*, das nicht vorhersagbar und keinen menschlichen sozialen Konventionen unterworfen ist. Dadurch kommt es immer wieder zu auflockernden Momenten, die viel *Spontaneität und Humor* in die Therapie einbringen. Das bedeutet aber auch, dass in der Therapieeinheit nicht alles genau geplant werden kann. Zudem können durch spontanes, überraschendes Verhalten des Tieres auch gefährliche Situationen entstehen, denen es entgegenzuwirken gilt.

Das Tier ist eine geeignete *Projektionsfläche* für die Gedanken und Gefühle des Patienten. Es besteht die Möglichkeit, die eigenen Bedürfnisse und Wünsche auf das Tier zu übertragen („das Tier möchte geliebt werden"), ohne dass dieses widerspricht. Auf diese Weise gelingt es den Patienten häufig einfacher, eigene Zustände oder Konflikte sichtbar zu machen oder in Sprache zu fassen, als wenn sie über sich selbst sprechen müssten („Ich möchte geliebt werden").

Als letzten Punkt möchten wir die Möglichkeit nennen, dass Tiere zu *Stellvertretern für schwierige Lebenserfahrungen* werden können. Als Tier in Gefangenschaft zu leben, bedeutet immer, sich mit Macht und Ohnmacht auseinandersetzten zu müssen. Auch ist das Thema Gewalt im Umgang mit Tieren oft präsent. Patienten mit Traumafolgestörungen identifizieren sich daher häufig mit Tieren. Es fällt ihnen leicht, in diesem Zusammenhang die Themen Macht, Ohnmacht und Gewalt anzusprechen.

Im Anhang (Kap. 10) sind die beschriebenen Mechanismen und Effekte nochmals stichwortartig in Tabelle 2 zusammengefasst. Darin sind zu jedem Wirkmechanismus auch potentielle Herausforderungen und Risiken aufgeführt, die durch den Einsatz von Pferden in der Therapie entstehen können. Eine gute und auf Studien basierende Zusammenfassung von Wirkmechanismen findet man auch bei Beetz (2019).

5.2 Pferdespezifische Wirkmechanismen

Notizen aus Hannahs Heft

Wo ich zum aller 1. Mal ALLEINE gallopiert bin, war ich stolz wie noch NIE zuvor in meinem Leben. & vor allem wurde ich "süchtig" nach diesem Kribbeln im Bauch wenn alle deine 4 Beine in der Luft sind. So muss sich fliegen anfühlen.

Pferde unterscheiden sich schon durch ihre Körpergröße von den meisten anderen Tieren, die in tiergestützten Interventionen eingesetzt werden. Die *Größe* der Pferde fordert ein gutes Sicherheitsmanagement, aber sie fördert auch den Respekt und den Stolz der Patienten.

Pferde sind seit langer Zeit mit der Geschichte des Menschen verbunden. Ihre Domestikation liegt 5000 bis 7000 Jahre zurück (Achilli et al. 2012; Ludwig et al. 2009). Daraus entwickelten sich einerseits sehr spezifische Fähigkeiten und Eigenschaften im Verhalten von Pferden, die für die therapeutische Arbeit wichtig sind. Diese sind im nachfolgenden Kapitel zur Biologie der Pferde dargestellt. Andererseits spielte das Pferd während großer Teile der menschlichen Geschichte eine zentrale Rolle und prägte beispielsweise die Industrialisierung der Gesellschaft. Je nach geographischem und kulturellem Hintergrund finden sich unterschiedliche *gesellschaftliche Konnotationen* von Pferden. Im psychotherapeutischen Kontext hat das Pferd als *Symbol* einen hohen Stellenwert (Baum 1991).

Die Körperorientierung ist im Umgang mit dem Pferd stärker als im Umgang mit anderen Tieren. Dies gilt für die freie Interaktion vom Boden aus wie auch für das *Reiten*. Dabei spielt für die Psychotherapie das *Getragenwerden*, das „Erträglichsein", eine zentrale Rolle. Dies führt häufig zu einem Gefühl der Geborgenheit und des Vertrauens. Die Patienten dürfen auf dem Rücken der Pferde Verantwortung abgeben, es sich gut gehen lassen und sehen die Welt von oben aus einer ganz anderen Perspektive.

Zusätzlich übertragen sich dreidimensionale *Bewegungsimpulse* des Pferdes auf den Reiter. Die dreidimensionalen rhythmischen Schwingungen, die in der Gangart „Schritt" vom Pferderücken ausgehen, werden in einer Frequenz von mehr als 100 Impulsen pro Minute auf den Reiter übertragen (Fleck 1992; Park et al. 2014). Die dabei wirkenden Zentrifugal-, Beschleunigungs- und Bremskräfte entstehen aus den Vor- und Seitwärtsbewegungen des Pferdes. Sie bringen die Patienten in Bewegung und setzen häufig auch psychische Aktivität in Gang. Der vorgegebene Rhythmus und die passive Bewegung erleichtern die Entspannung. Gleichzeitig muss der Reitende aktiv das Gleichgewicht halten, was antidissoziativ wirkt. Reiten eignet sich daher gut als stabilisierende Maßnahme bei Patienten mit Traumafolgestörungen. Reiten im Schritt wirkt entspannend und regressiv. Die Gangarten „Trab" und „Galopp" hingegen setzen wir als aktivierendes und reorganisierendes Element ein (Gomolla et al. 2011). Die Synchronisation der eigenen Bewegungen mit denjenigen des Pferdes kann zum sogenannten „Flow"-Erleben (Csikszentmihalyi 2010) führen. Weiter fördert die Bewegung beim Reiten Aufmerksamkeit, Koordination, Achtsamkeit und stimuliert diverse neuronale Prozesse. All diese Punkte tragen zur Traumaverarbeitung bei (van der Kolk 2016).

Hier kommt ein weiterer psychisch bedeutsamer Wirkfaktor ins Spiel: das *Einflussnehmen* auf ein Lebewesen. Dies gilt für die Bodenarbeit, speziell aber für den eigentlichen Erwerb von reiterlichen Fähigkeiten auf dem Pferd. Daraus ergeben sich verschiedene Implikationen für die *Selbstwirksamkeit* der Patienten, aber auch zu den Themen Macht versus Ohnmacht und Kontrolle versus Kontrollverlust. Für Patienten mit Traumafolgestörungen kann es heilsam und zugleich beängstigend sein, selbst Kontrolle auszuüben. Es muss bedacht werden, dass die Interaktion mit Pferden und insbesondere das Reiten immer auch das Risiko eines Kontrollverlustes und starker Ohnmachtsgefühle beinhaltet. Pferde wollen manchmal ihren eigenen Kopf durchsetzen oder zeigen Fluchtverhalten.

Wir sehen das Aufgreifen der Themen Macht versus Ohnmacht und Kontrolle versus Kontrollverlust als ein hilfreiches Mittel, um posttraumatische Reifung zu ermöglichen. Impulse von Unterordnung und Dominanz gehören zur natürlichen Sprache der Pferde. Unterwerfung, Macht und damit auch eigene Täteranteile werden zum Thema. Es ist die Aufgabe des Therapeuten, hier wachsam zu sein: Patienten mit komplexen Traumafolgestörungen neigen manchmal zu einer Rollenumkehr. Um selbst die Kontrolle wieder zu erlangen, geben sie vielleicht ihre eigenen Erfahrungen weiter und tun dem Pferd Gewalt an. Der Therapeut soll solche Impulse ansprechen und den Patienten am Beispiel des Pferdes neue Wege im Umgang mit anderen Lebewesen und sich selbst aufzeigen.

Durch die hohe *Körperorientierung* kann pferdegestützte Psychotherapie immer den Methoden der körperorientierten Psychotherapie zugeordnet werden. In der Körperpsychotherapie wird von der Annahme ausgegangen, dass es einfacher ist, über den Körper zu den Grundüberzeugungen eines Menschen zu gelangen als über das Gespräch (Marlock/Weiss 2006). Wir empfehlen deshalb, sich mit den Wirkmechanismen und Effekten der körperorientierten Psychotherapieverfahren als Grundlage für die pferdegestützte Psychotherapie auseinanderzusetzen.

Sich gemeinsam mit einem Pferd zu bewegen erfordert die Fähigkeit, sich abzustimmen und aufeinander einzugehen – beim Pferd in einem viel höheren Ausmaß als dies beispielsweise bei einem Hund der Fall ist. Dieser Bewegungsdialog ist eine *komplexe nonverbale Sprache* (Kap. 5.3), die teilweise intuitiv von den Patienten aufgegriffen wird oder mit Hilfe des Therapeuten erarbeitet werden kann. Meist sind die Patienten hoch motiviert, diesen Dialog zu erlernen. Dabei werden Konzentration, diverse Denkprozesse sowie das räumliche Orientierungsvermögen angesprochen.

Synchronisation und Unterbrechung sind zentrale Muster innerhalb dieses Bewegungsdialoges. Diese Muster sind basal in uns angelegt und spielen eine große Rolle in der zwischenmenschlichen Kommunikation. Abstimmungsprozesse werden insbesondere in der Säuglingsforschung anhand der Interaktion zwischen Mutter und Säugling gut beschrieben. Auch hier zeichnen sich die Muster durch Rhythmus, Pausen und Impulse und den Wechsel zwischen „gemeinsam" und „selbständig" aus (Beebe/Lachmann 2004; Brazelton/Cramer 1991; Fonagy et al. 2015; Stern 1998; Winnicott 1990). Eine differenzierte Abstimmung und Synchronisation der Körpersprache sind grundlegend für den Aufbau einer Bindung zwischen Eltern und Kind (Feldman 2007; Jaffe et al. 2001). Auch für den Aufbau anderer Beziehungen und die ganze zwischenmenschliche Kommunikation ist die Körpersprache wichtig. Bei Patienten mit Traumafolgestörungen ist die Fähigkeit, sich mit dem Gegenüber zu synchronisieren, häufig beeinträchtigt. Dem Wunsch nach Nähe steht die Angst vor genau dieser Nähe und vor der Aufgabe der eigenen Grenzen gegenüber.

Videoanalysen konnten zeigen, dass Menschen ähnliche Muster bezüglich Abstimmung, Rhythmus, Impuls, Annäherung, Rückzug, Entspannung und Herausforderung in der nicht-sprachlichen Interaktion mit Pferden nutzen, wie sie im zwischenmenschlichen Bereich vorkommen (Gansterer 2011). Mit dem Pferd können Abstimmungen wie auch Fehlabstimmungen sichtbar gemacht und somit verändert werden. Voraussetzung für diese spezielle Form der freien Interaktion mit Pferden ist eine umfassende und auf dieses Konzept abgestimmte Ausbildung der Pferde (Kap. 6.4).

Die Förderung der *Mentalisierungsfähigkeit* kann bei den pferdespezifischen Mechanismen nochmals speziell erwähnt werden. *Mentalisierung* beschreibt die Fähigkeit, das eigene Verhalten oder das Verhalten anderer durch Zuschreibung mentaler Zustände zu interpretieren. Die hohe Körperorientierung in der pferdegestützten Arbeit fördert die Mentalisierungsfähigkeit. Ebenfalls hilfreich ist, dass Pferde weniger in das Alltagsumfeld des Menschen eingebettet sind als beispielsweise Hunde und bei der Kommunikation mit Pferden häufig wenig Sprache eingesetzt wird. Auch die Begegnung auf Augenhöhe und die gut sichtbare und differenzierte Mimik der Pferde (Kap. 5.3) motivieren zu ganzkörperlicher, nonverbaler Kommunikation. Die in den nonverbalen Interaktions- und Beziehungserfahrungen sichtbaren Emotionen werden mit Hilfe des Therapeuten immer wieder in Worte gefasst. Dies wird zu einer Affektregulationshilfe und Mentalisierungserweiterung. Das neu erlernte, artübergreifende Konzept der Mentalisierung kann eine stark stabilisierende Wirkung auf die Patienten haben.

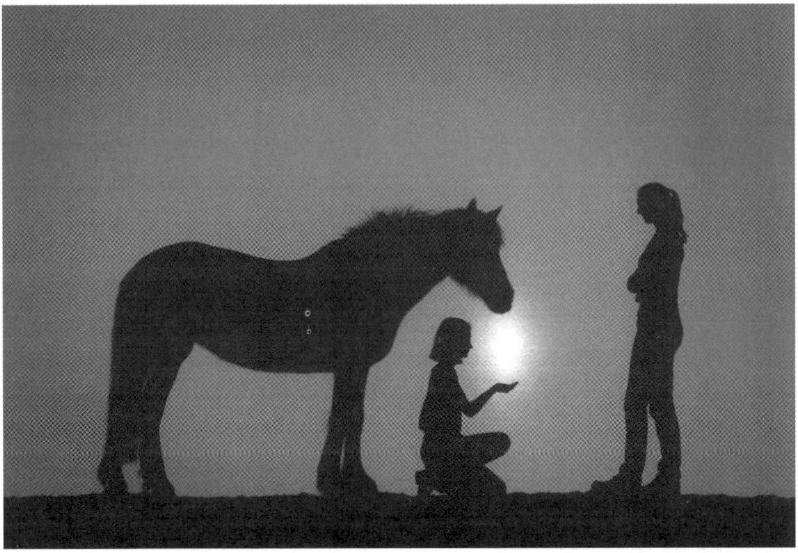

Pferde stoßen durch ihre *basalen nonverbalen Beziehungsangebote* auf ein tiefes menschliches Bedürfnis nach Austausch, sozialer Unterstützung und Gemeinschaft. Van der Kolk (2016, 183) verdeutlicht dies in einem Fallbeispiel einer traumatisierten Patientin mit den folgenden Worten: „Auf meine Frage, was ihr am meisten geholfen habe, antwortete sie: Das Pferd, für das ich gesorgt habe." Im Beispiel berichtet die Patientin, dass sie sich bei ihrem Pferd zum ersten Mal sicher gefühlt habe und erstmals eine Verbindung zu einem anderen Lebewesen verspürt habe. Nach und nach habe sie dann auch mit den anderen Kindern und dem Betreuer im Therapieprogramm zu sprechen begonnen.

Bindung, Beziehung und die beim Reiten erlebte Freude und Glückseligkeit ist auch die meistgenannte Motivation für den Reitsport (Adolph/Euler 1994; Davis et al. 2015). Gerade beim Reiten wird das Gefühl von Verbundenheit und Zugehörigkeit gefördert. Es sollte aber auch bedacht werden, dass Reiten regressionsfördernd sein kann und in speziellen Fällen auch Depersonalisationsgefühle auslösen kann. Bei der *Regression* zeigen Patienten Verhaltensweisen aus einer früheren Entwicklungsstufe und verhalten sich beispielsweise kindlich. *Depersonalisation* ist ein Zustand, in dem die Patienten ihre eigenen Gedanken, Gefühle, ihren Körper oder ihre Handlungen, wie auch die Umwelt als unwirklich, fremd oder losgelöst erleben.

Wenn wir davon ausgehen, dass der Mensch sich an seine Umwelt und damit auch an das Pferd anpasst, dann ist die Beeinflussung der *Atem- und Herzfrequenz ein weiterer Mechanismus*. Pferde haben eine tiefere Atem- und Herzfrequenz als Menschen, was in der Therapie als Entspannungstechnik genutzt werden kann. Dieser Mechanismus wird im nachfolgenden Kapitel unter Biologie der Pferde genauer beschrieben; ebenso die Tatsachen, dass Pferde *soziallebende Tiere* sind, einen hohen *Fluchtinstinkt* haben und sozusagen selbst „Angstpatienten" sind. Alle drei Punkte sind wichtige pferdespezifische Wirkmechanismen innerhalb der Traumatherapie.

Die hier beschriebenen pferdespezifischen Wirkmechanismen und die daraus resultierenden Effekte, aber auch Herausforderungen und potentiellen Risiken, sind im Anhang (Kap. 10) in Tabelle 3 nochmals zusammengefasst.

5.3 Biologie der Pferde

Kenntnisse über das Verhalten von Pferden (Equus caballus) sind für den Therapeuten zentral. Nur wenn der Therapeut das Verhalten von Pferden einschätzen kann, ist er fähig, sie nicht zu überfordern und ihr Potential für die Therapie zu nutzen. Ein Großteil der Literatur zu Pferdeverhalten basiert auf Erfahrungs- und Praxiswissen von Pferdetrainern. In einigen Büchern finden sich gut umschriebene und bebilderte Verhaltensinventare, sogenannte Ethogramme, die auf umfassenden Verhaltensbeobachtungen basieren (Glatthaar 2012; Neugebauer/Neugebauer 2011). Bohnet (2007) hat sogenannte „Displays" entwickelt, die sich aus Gestik, Gesichtsausdrücken und der Position des Pferdes zum Artgenossen zusammensetzen. Diese können zur Beurteilung der Befindlichkeit herangezogen werden (Willig 2016). Diese Ethogramme und Displays helfen, das Auge des Pferdetrainers und Therapeuten zu schulen. Zudem können sie für Aufgaben in der Therapie verwendet werden, in denen die Patienten lernen, das Pferd genau zu beobachten und zu „lesen".

Pferde sind immer *Teil eines größeren sozialen Verbandes*. Dies ist eine ihrer biologischen Grundkonstanten. Als Pflanzenfresser sind Pferde *Fluchttiere*, die von Fleischfressern gejagt werden. Viele Theorien gehen davon aus, dass sich komplexe soziale Kommunikationsmuster bei Tieren und später auch beim Menschen dadurch gebildet haben, dass Tiere in Gruppenverbänden jagen oder sich als Fluchttiere im Herdenverband vor Raubtieren schützen.

Um sich in Verbänden zu organisieren, braucht es soziale Kompetenz. Sozial kompetente Individuen verfügen demnach über Fähigkeiten zur Abstimmung ihrer Verhaltensweisen mit anderen im Sinne eines Kompromisses zwischen Selbstverwirklichung und Verträglichkeit (Asendorpf 2015). Dies ist eine wichtige Eigenschaft für den Einsatz innerhalb der Therapie und macht Pferde zu wertvollen Therapiebegleittieren.

Pferde müssen differenziert und lautlos kommunizieren können. Sonst ziehen sie die Aufmerksamkeit von Jägern auf sich. Dies hat dazu geführt, dass Pferde sich vor allem visuell verständigen und im Laufe der Evolution ein hochdifferenziertes *körpersprachliches Ausdrucksverhalten* ausgebildet haben (Kiley-Worthington 1993; Zeitler-Feicht 2015). Denn für Tiere, die in komplexen sozialen Verbänden leben, sind Abstimmung, Synchronisation und emotionale Differenzierung überlebensnotwendig (Feist/McCullough 1976).

Seit einigen Jahren wird in der Literatur zunehmend die Fähigkeit von Pferden zur *Affektabstimmung* diskutiert (Krueger 2011). Diese beinhaltet, Körpersprache artübergreifend lesen und als emotionalen Inhalt reflektieren zu können. Die Fähigkeit von Pferden, nonverbale Bindungsangebote an den Menschen zu richten und ihre Affekte abzustimmen, ist in der Psychotherapie zentral. Wir sprechen hier bewusst von Affektabstimmung und nicht von Spiegeln, was häufig in der pferdegestützten Therapie verwendet wird. Wir gehen davon aus, dass Pferde Verhalten nicht spiegeln, sondern mit einer Affektabstimmung darauf reagieren. Das Pferd bildet also das wahrgenommene Verhalten nicht unverändert ab im Sinne einer Kopie, sondern verändert das wahrgenommene Verhalten leicht, indem es mit eigenem Verhalten darauf reagiert. Der Grund dafür ist, dass ein reines Spiegeln kein kommunikativer Akt ist. Reines Spiegeln enthält nicht mehr Informationen als diejenige, die der Absender bereits ausgedrückt hat. Erst das leichte Verändern des erlebten Verhaltens oder der erlebten Emotion, indem man diese aufnimmt und darauf reagiert, bringt das nonverbale Gespräch zweier Individuen in Gang. Dieser Vorgang ist in der Säuglingsforschung sehr detailliert als Affektabstimmung beschrieben und kann in vieler Hinsicht in der Interaktion mit Pferden angewendet werden. So konnte in Videoanalysen gezeigt werden, dass Therapiebegleitpferde auf die Emotionen der Patienten reagieren, sogar stärker als auf die Emotionen der anwesenden Therapeuten (Aust/van Dongen 2014). Auch zeigen neue Daten, dass Jugendliche mit Down-Syndrom in einer hundegestützten Therapie von der Affektabstimmung mit den Hunden profitieren (Griffioen et al. 2019).

Das Leben im Herdenverband erfordert eine Arbeitsteilung, die ein breites Spektrum betrifft: die Nahrungssuche, die sozialen Bindungen, die Erziehung der Fohlen, das Schlichten von Streit, die Verteidigung gegen Feinde oder das Verhandeln mit fremden Herden. Damit eine solche Arbeitsteilung gelingt, braucht es komplexe kognitive Fähigkeiten und Kommunikationsstrukturen. Verschiedene Studien zeigen, dass Pferde differenziert kommunizieren und verschiedene Beziehungen mit unterschiedlichen Herdenmitgliedern pflegen (Schneider/Krueger 2012). So interveniert ein Pferd beispielsweise, wenn ein drittes Pferd mit einem befreundeten Individuum interagiert. Die Erklärung für das Unterbrechen auch von freundschaftlichen Annäherungen sind vermutlich Eifersucht und Besitzansprüche (Schneider/Krueger 2012). In derselben Studie wurde auch das Unterbrechen von Streitereien, also ein gewisses Schlichten durch Dritte, nachgewiesen.

Die Hierarchie bei Pferden ist keineswegs linear. So kann eine ehemalige Leitstute beispielsweise viele Freunde haben, die ihr sofort bereitwillig den Fressplatz anbieten, während sie von weit jüngeren und rangniedrigeren Tieren regelmäßig von ihrem Fressplatz verdrängt wird. Biologisch erklären lässt sich dies mit der *„fission-fusion-society"*, in der Pferde nachweislich leben. *„Fission-fusion"* heißt, dass eine soziale Gruppe sich immer wieder dynamisch in Untergruppen trennt und neu zusammensetzt. Dies impliziert eine dynamische Hierarchie, die sich immer wieder ändert, was wiederum komplexe soziale Fähigkeiten im Umgang miteinander voraussetzt (Kerth 2010; Sundaresan et al. 2007; Ringhofer et al 2017).

All dies führt dazu, dass das Pferd in der Therapie ein äußerst wertvoller Partner sein kann, der auf unterschiedlichen Ebenen mit Therapeut und Patient in Kontakt treten und auf sich verändernde Bedingungen und Beziehungskonstellationen reagieren kann.

Weiter sind Pferde *niedrig reproduktive Tiere* mit maximal einem Fohlen pro Jahr (meist nur alle zwei Jahre). Dies erklärt die ausgeprägte Investition in die Nachkommen, wobei sich im Normalfall der gesamte Herdenverband für die Aufzucht und Erziehung der Fohlen zuständig fühlt (Cameron et al. 2009). Pferde haben deshalb ein großes Verständnis für die Unterstützung von Schwächeren, was ebenfalls für den therapeutischen Einsatz wertvoll ist.

Wie erwähnt, sind ethologische Kenntnisse unabdingbar, wenn man das Pferd in der Therapie einsetzen möchte. Kenntnisse über Sinnesfähigkeiten wiederum bilden die Grundlage, das Verhalten der Pferde verstehen zu können. Wie Neugebauer und Neugebauer (2011) festhalten, fehlen bisher zwar umfassende Untersuchungsergebnisse zum visuellen, auditiven, taktilen und olfaktorischen Wahrnehmungsvermögen, die Pferdeverhalten auch physiologisch erklären würden. Die Sinnesfähigkeiten der Pferde sind jedoch hoch relevant für ihren therapeutischen Einsatz. Sie werden deshalb an dieser Stelle kurz dargestellt.

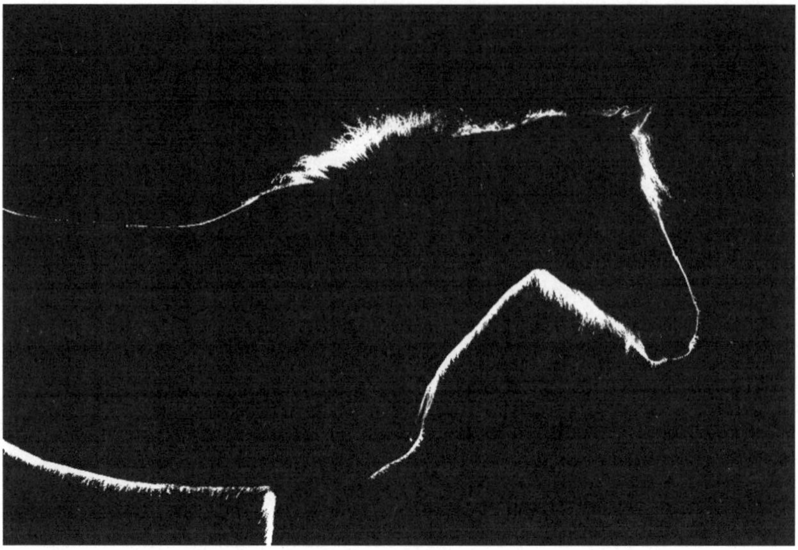

Das *Hörvermögen* von Pferden ist ausgesprochen gut. Insbesondere bei leisen Geräuschen sind Pferde uns Menschen deutlich überlegen (Zeitler-Feicht 2015). Pferde reagieren auf das akustische Lachen eines Menschen bzw. adäquat auf die dazugehörige Information dieses Lautes (Smith et al. 2018a). Sie können somit artübergreifend Lauten entsprechend zu erwartende Emotionen und Handlungen zuordnen. Zudem werden in der Literatur ausgeprägte *haptische Fähigkeiten* wie die Wahrnehmung von Vibrationen via Hufe und Tasthaare beschrieben (Wendt 2009). Dies ist lediglich auf Beobachtungen gestützt und nicht wissenschaftlich untersucht.

Pferde gehören zu den Makrosmaten, eine Bezeichnung für Tiere mit ausgeprägtem *Geruchssinn*. Die Rolle des Jacobson-Organs (auch Vomeronasales Organ), eines Geruchsorgans, das viele Wirbeltiere besitzen, ist noch nicht ausreichend erforscht. Sicher ist, dass dieses Organ für die Kommunikation über Pheromone eine wichtige Rolle spielt (Wyatt 2003). Pferde scheinen Angst und Aggression sowie Änderungen im Immunsystem riechen zu können, wie sie auch den Hormonstatus der Herdenmitglieder mittels Geruch wahrnehmen können. In Studien konnte gezeigt werden, dass Pferde am Kotgeruch zwischen Freund und Konkurrent innerhalb ihrer Herde unterscheiden (Krueger/Flauger 2011). In der Therapie sollte dies im Hinterkopf behalten werden, da Pferde ungewohnt reagieren können, wenn Patienten zuvor stark riechende Gegenstände berührt haben. Fremde medizinische Gerüche können beispielsweise bei der Begrüßung störend sein, bei der der Patient dem Pferd seine Hand zum Riechen hinhält. Pferde müssen daher sorgsam an solche Gerüche gewöhnt oder diese vermieden werden. Unserer Erfahrung nach kommt es zudem häufig vor, dass Pferde insbesondere Menschen im Krankenbett neugierig „abriechen". Spannenderweise werden dabei spastische Körperteile besonders lange und intensiv angeblasen.

Der *Sehsinn* der Pferde ist stark monokular. Dies ist ein Unterschied zum Menschen, der ein binokulares Gesichtsfeld hat. Pferde können – ähnlich wie Schimpansen und Delphine – Formen auf Touch Boards erkennen, achten aber mehr auf lokale Komponenten als auf die globale Form (Tomonaga et al. 2015). Pferde können zudem einen sehr viel größeren Raumausschnitt überschauen als Menschen, ohne dabei den Kopf zu wenden. Auch sind sie sehr viel stärker auf Bewegungssehen ausgerichtet als Menschen. Sie sehen gleichzeitig „zwei Filme" und haben hinter sich sowie unter ihrer Nase einen toten Winkel, in dem sie nichts sehen. Pferde haben erstaunliche visuelle Fähigkeiten. So können sie die Blickrichtung ihrer Artgenossen als Hinweis nutzen, um Futter zu finden, selbst wenn das andere Pferd lediglich auf einem Foto abgebildet ist. Sie orientieren sich an der Wendung des Kopfes, der Stellung der Ohren und der Blickrichtung (Wathan/McComb 2014). Erste Untersuchungen zeigen zudem, dass Pferde die Emotionen von ihnen unbekannten menschlichen Gesichtern auf Fotos unterscheiden können (Smith et al. 2016).

Inzwischen konnte sogar gezeigt werden, dass Pferde die Kongruenz von Stimme und Ausdruck sowie die Unterscheidung zwischen vertrauten und fremden Gesichtern mühelos meistern und auch nachhaltig erinnern (Nakamura et al. 2018; Amici 2019). Diese Fähigkeiten sind in unterschiedlicher Hinsicht besonders bemerkenswert: Sie zeigen einerseits das hohe Abstraktionsvermögen der Pferde und andererseits ihre soziale Lernfähigkeit. Pferde scheinen also in der Lage zu sein, menschliche Emotionen anhand des Gesichtsausdruckes lesen zu können. Diese Tatsache nutzen wir in der Therapie insofern, als dass wir die Reaktionen der Pferde nutzen, die sie auf die Emotionen der Patienten zeigen.

Eine weitere Studie gibt Hinweise darauf, dass Pferde mit nur einem einzigen Sinnesorgan Menschen erkennen können. Wenn Pferde Menschen also nicht sehen können, sind sie immer noch in der Lage, sie am Geruch oder an der Stimme zu erkennen (Lampe/Andre 2012).

Ähnlich wie Hunde neigen auch Pferde dazu, negative und potenziell bedrohliche Reize verstärkt mit ihrem linken Auge zu beobachten. Dies wird als visuelle *Lateralität* bezeichnet (Austin/Rogers 2007; Larose et al. 2006). Zudem gibt es auch eine auditorische Lateralität (Basile et al. 2009). Bei linksseitiger Aufnahme von Sinneseindrücken scheinen vermehrt emotionale Reaktionen, wie etwa Angst oder freudige Erregung aufzutreten (Krueger et al.

2011). In der Therapie ist es deshalb wichtig, bei der Bodenarbeit das Pferd wählen zu lassen, an welcher Seite des Patienten es gehen möchte. Dadurch kann das Pferd die Intensität seiner Eindrücke selbst regulieren. Und nur so kann vom Pferd eine maximale emotionale Rückmeldung erwartet werden.

Weiter können Pferde differenzierte *Laute* wie Blubbern, Grunzen, Quieken, Schnauben und verschiedene Formen des Wieherns produzieren. Eine Studie konnte zeigen, dass Pferde anhand von zwei Grundfrequenzen im Wiehern sowie der Stärke des Wieherns positive oder negative Emotionen wie auch die Stärke ihrer Emotion ausdrücken können (Briefer et al. 2015).

Um Reaktionen der Pferde im Sinne einer Rückmeldung in die Therapie einbeziehen zu können, eignet sich auch ihre hochdifferenzierte *Mimik*. In einer Studie konnte gezeigt werden, dass Pferde den Blick abwenden und sich ihr Herzschlag beschleunigt, wenn ihnen ein Foto eines wütenden Gesichtes eines Menschen gezeigt wird (Smith et al. 2016). In einer weiteren Studie wurde ein Zusammenhang zwischen der Faltentiefe und dem Faltenwinkel über dem Auge mit der Gefühlslage des Pferdes gefunden (Hintze et al. 2016). Auch existieren gut nachvollziehbare Schmerzskalen für Pferde wie die „Horse Grimace Scale" (Dalla Costa et al. 2014; Gleerup et al. 2015). In diesem Zusammenhang wurde auch intensiv an einem „Equine Facial Action Coding System" gearbeitet, in welchem die Gesichtsausdrücke von Pferden kategorisiert sind (Wathan et al. 2015). Dieses ist online frei zugänglich und bietet interessante Möglichkeiten auch für den Einsatz in der pferdegestützten Therapie, da es unsere Achtsamkeit bezüglich Veränderungen der Pferdemimik schult.

Pferde haben ein besonders ausgeprägtes Verständnis für die *Fortsetzung ihrer körpersprachlichen Signale im Raum*. Dies lässt sich sehr wahrscheinlich auf ihre optischen Fähigkeiten zurückführen. Pferde scheinen Beziehungen zwischen Dingen im Raum anhand von Vektoren und Winkeln wahrzunehmen. Vermutlich hat dies auch mit ihrem präzisen Bewegungssehen zu tun: Pferde nehmen selbst kleinste Veränderungen in der räumlichen Ausrichtung von Dingen wahr. Dies gilt ganz ähnlich auch für lebendige Körper, wo sie minimale Änderungen der Muskelspannung bemerken und so Handlungen ihres Gegenübers vorhersehen können. Die „Natural Horsemanship"-Techniken (Birke 2007) etwa nutzen diese Fähigkeiten und sprechen von einem „driving point" oder „point of balance" (Grandin 2016), auf dessen Höhe man mit minimaler Bewegung ein Pferd körpersprachlich aus Distanz antreiben oder anhalten kann. Bei diesen körpersprachlichen Interaktionen ist Bindung und sozialer Stress das Motivationsmoment. Es darf deshalb nicht unterschätzt werden, dass Freiarbeit im therapeutischen Kontext einen aversiven Reiz für das Pferd darstellen kann. Das Pferd sollte deshalb die Möglichkeit haben, sich zurückzuziehen

(Krueger 2007). Zudem reagieren Pferde offener auf eine sanfte und nicht dominante Körperhaltung (Smith et al. 2018b).

Eine weitere für den therapeutischen Kontext relevante Eigenschaft von Pferden ist die im Vergleich zum Menschen niedrigere Atem- und Herzfrequenz. Die *Atemfrequenz* eines Pferdes ist sehr variabel (Ruheatmung: 8–15 Atemzüge pro Minute bei Großpferden, 10–25 Atemzüge pro Minute bei Ponys; bis 120 bei hoher Anstrengung; Bingold 2010). Der Mensch hat eine leicht höhere Atemfrequenz als das Pferd mit 12–18 Atemzügen pro Minute. Durch die vegetative Bemühung des menschlichen Körpers, sich mit dem Interaktionspartner Pferd abzustimmen, reduziert sich die Atemfrequenz und man entspannt sich (Gehrke et al. 2016).

Die *Herzfrequenz* von Pferden liegt im Bereich von 30–40 Schlägen pro Minute, kann aber bei Anstrengung bis auf 250 Schläge pro Minute ansteigen (Bingold 2010). Menschen dagegen haben einen Ruhepuls von 50–100 Schlägen pro Minute und einen Maximalpuls von 200. Pferde reagieren auf Emotionen und Umwelteinflüsse sehr fein mit einer Änderung in der Herzfrequenz. Diese ist daher ein geeigneter Parameter zur Untersuchung der emotionalen Reaktion von Pferden (Rietmann et al. 2004). Pferde reagieren mit hoher Wahrscheinlichkeit auch auf die Herzfrequenz der Menschen, die mit ihnen arbeiten. Je enger ihre Beziehung zum Menschen ist, desto eher synchronisieren sie ihre Herzfrequenz in der Therapie mit dem Therapeuten und/oder den Patienten (Naber et al. 2019). Weiter zeigte eine Untersuchung, dass Pferde sich in angstauslösenden Situationen an der Herzfrequenz ihrer Führungsperson orientieren und ihre Entscheidungen und ihr Verhalten entsprechend anpassen (Keeling et al. 2009). In einer anderen Studie dagegen reagierten Reiter mit einer stärkeren Erhöhung der Herzfrequenz auf Publikum bei einer Dressurprüfung als ihre Pferde im Vergleich zur gleichen Prüfung ohne Zuschauer (von Lewinski et al. 2013). Es braucht also noch weitere Studien, um die Abstimmungsmechanismen zu klären. Tatsache ist jedoch, dass Abstimmungen sowohl innerartlich als auch zwischenartlich stattfinden können. So synchronisieren auch Menschen ihre Herzfrequenz untereinander, wie in einer Studie bei Chorsängern beim gemeinsamen Singen gezeigt werden konnte (Vickhoff et al. 2013).

Die Vitalparameter beim Pferd sind niedriger als beim Menschen. Selbst wenn man davon ausgeht, dass keine Abstimmung stattfindet, kann dieser Unterschied zwischen Mensch und Pferd in der Therapie zum Anlass genommen werden, um das Thema Atem und Herzschlag im Sinne einer Psychoedukation spielerisch zu erarbeiten. Beispielsweise können Patienten üben, ihren Atem mit dem Pferd abzugleichen und auf diese Art lernen, ihre Atemfrequenz und ihre Herzfrequenz zu regulieren. Dies kann als Entspannungstechnik genutzt werden, denn gerade traumatisierte Patienten müssen lernen, ihre Anspannung aktiv zu regulieren. Pferde eignen sich besser für Übungen dieser Art als etwa Hunde oder Katzen, deren Vitalparameter höher liegen.

Pferde haben ein ähnliches *psychisches System* wie Menschen. Sie können beispielsweise auch Depressionen entwickeln und zeigen sowohl im Verhalten wie auch hirnphysiologisch ähnliche Symptome wie Menschen mit Depressionen (Fureix et al. 2012). Depressionen bei Pferden korrelieren sehr stark mit den Trainingsmethoden und der Art der Haltung und treten deutlich häufiger bei Pferden auf, die in Boxen gehalten werden, als bei Pferden, die Kontakt zu Artgenossen haben (Hall et al. 2008). Dieser Befund ist aus tierethischer Sicht wichtig, wenn es um die korrekte Haltung und Ausbildung der Therapiebegleitpferde geht. Diese werden in Kapitel 6.4 näher erläutert.

In einem Review über 44 Studien zum *Lernverhalten* von Pferden konnte Hanggi zeigen, dass bei Pferden nebst Lernformen wie Habituation, klassischer und operanter Konditionierung, auch Generalisierung, Diskriminationslernen, Erfahrungslernen, Kategorisieren und Ansätze von Konzeptbildung vorkommen (Hanggi 2005). In neueren Studien wurde zudem auch soziales Lernen nachgewiesen (Smith et al. 2016). So erlernen Pferde beispielsweise das Bedienen von Futtermaschinen, indem sie andere Herdenmitglieder beobachten (Krueger et al. 2014). Bemerkenswert sind die Resultate einer Studie aus Norwegen, die zeigt, dass Pferde bewusst über Symbole mit Menschen kommunizieren. Um Menschen zum An- und Ausziehen ihrer Decke anzuleiten, nutzten die Pferde in einem Versuchsaufbau drei Symbole, die sie mit der Nase auf Tafeln berührten (Mejdell et al. 2016). Auch erinnern sich Pferde an gute und schlechte gemeinsame Erfahrungen mit Menschen und übertragen diese auf andere Menschen (Sankey et al. 2010).

Tiere sollten ihre *Umwelt mitgestalten* und aktiv auf sie reagieren können. Dies ist ein wichtiger Punkt zur Förderung des Tierwohls (Hanggi 2005; Ohl/van der Staay 2012). Tiere sollten daher auch innerhalb ihres Einsatzes in der Therapie die Möglichkeit haben, aktiv mitzuwirken und mitzuentscheiden (siehe Schnaub-Korrespondenz in Kap. 6.4).

5.4 Mehrwert der pferdegestützten Traumatherapie

Der Mehrwert der pferdegestützten Traumatherapie gründet auf den soeben diskutierten Wirkmechanismen. Diese zeigen deutlich auf, dass durch das Einbinden eines Pferdes auch sogenannte „hard to reach"-Patienten erreicht werden können (Petzold 2013): Menschen, die „therapiemüde" sind. Menschen, die keinen Zugang zu einem klassischen traumatherapeutischen Setting finden. Menschen, die wenig Zugang zu ihrem Körper und ihren Emotionen haben. Menschen, die aus welchen Gründen auch immer, keinen Zugang zu ihrer Sprache haben. Menschen, die Mühe haben, anderen Menschen zu vertrauen. Denn gerade Menschen mit einer Traumafolgestörung aufgrund von interpersonellen Traumata fällt es nicht leicht, Vertrauen aufzubauen. Dem Pferd kommt in der Traumatherapie daher eine ganz spezielle Rolle als sozialer Katalysator zu. Es ist Motivator, Vermittler und Beziehungspartner. Der mit dem Pferd mögliche Bewegungsdialog stellt einen der zentralsten pferdespezifischen Wirkmechanismen dar und führt aus unserer Sicht zu einem deutlichen Mehrwert des Einsatzes von Pferden in der Psychotherapie. Psychische Zustände wie Spannung, Angst, Wut, Ärger oder Freude kommen in der Bewegungsqualität zum Ausdruck und können so erfahrbar gemacht aber auch verändert werden.

Zudem haben Tiere häufig ein intuitives Verständnis der Symptome von traumatisierten Menschen. Dies ist nicht unbedingt verwunderlich, wenn man davon ausgeht, dass Tiere ebenfalls Traumafolgestörungen und desorganisierte Bindungsmuster entwickeln können (Ferdowsian et al. 2011; Solomon et al. 2019). Häufig setzt Psychotherapie ein hohes Maß an Sprache und Kognition voraus. Ein Pferd in den therapeutischen Prozess zu integrieren, reduziert diese Sprachbarrieren zu einem gewissen Grad und erleichtert dadurch die Arbeit mit Patienten mit intellektueller oder sprachlicher Beeinträchtigung. Auch können sprachliche und kulturelle Barrieren beispielsweise in der Arbeit mit Flüchtlingen leichter überwunden werden. Dies sind nur einige der Beispiele, bei denen das Pferd ein wertvolles Hilfsmittel dafür sein kann, dass Menschen eine traumatherapeutische Behandlung in Betracht ziehen und sich darauf einlassen können.

Weiter wird aus den bisherigen Ausführungen deutlich, dass das Pferd in allen drei Phasen der Traumatherapie einen wichtigen Beitrag leisten kann: zur Stabilisierung, während der eigentlichen Traumabearbeitung sowie zur Integration. Gleichzeitig kann der Einsatz des Pferdes auf drei unterschiedlichen Ebenen zum Tragen kommen: als Grundlage für die therapeutische Arbeit, in der Diagnostik oder als konkrete therapeutische Technik (Kap. 7). So ist es beispielsweise möglich, das Pferd „nur" in der Diagnostik einzusetzen und ansonsten eine klassische psychotherapeutische Behandlung durchzuführen. Ebenso kann das Pferd „nur" als konkrete Technik zum Erreichen eines spezifischen Zieles eingesetzt werden, etwa indem das Pferd bei einer spezifischen Phobie als Stimulus zur Exposition dient. Häufig jedoch ist das Pferd dasjenige Element, das die Patienten für eine Therapie motiviert oder ihnen eine Möglichkeit für einen Beziehungsaufbau bietet und auf dessen Grundlage eine Therapie erst durchgeführt werden kann. Dies schließt nicht aus, dass die Interaktion zwischen Patient und Pferd gleichzeitig auch zu diagnostischen Zwecken und als spezifische Technik eingesetzt wird.

Das Pferd kann innerhalb jeder der drei Therapiephasen auf allen drei Einsatzebenen einen Beitrag leisten, wie dies in Abbildung 1 dargestellt ist. Daraus ergibt sich eine große Vielfalt an Einsatzmöglichkeiten. Der involvierte Therapeut kann so diejenigen Interventionen auswählen, die mit seiner eigenen Ausbildung und mit den Fähigkeiten und Vorlieben des eingesetzten Pferdes kompatibel sind.

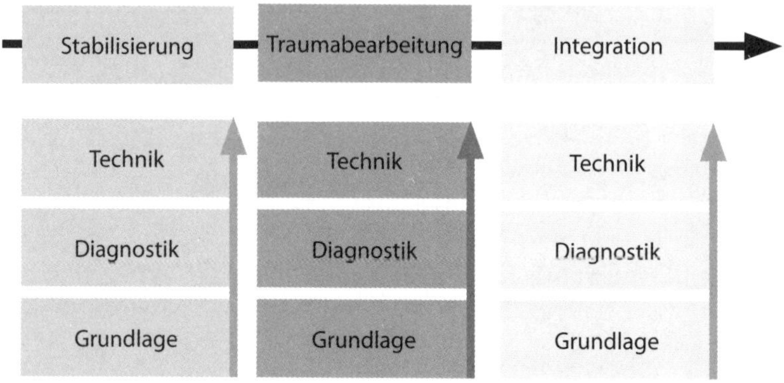

Abb. 1: Einsatzmöglichkeiten und Mehrwert des Pferdes in der Traumatherapie in unterschiedlichen Phasen und Ebenen.

Indem die pferdegestützte Intervention in dieses Schema eingebettet wird, kann diese als Baustein innerhalb eines Netzwerkes von Fachpersonen abgestimmt werden, um eine auf den Patienten zugeschnittene Therapie anzubieten. Wichtig erscheint uns deshalb, dass man sich als Therapeut stets darüber im Klaren ist, innerhalb welcher Therapiephase und auf welcher Ebene das Pferd eingesetzt und welche entsprechende Zielsetzung verfolgt wird.

Wie der Einsatz des Pferdes innerhalb dieses Prozesses im Alltag umgesetzt werden kann, ist in Kapitel 7 beschrieben.

6 Voraussetzungen für die Arbeit

„Wusstest du nicht, dass Miramis im Wald der Dunkelheit zu Hause ist?" „Nein, das wusste ich nicht", sagte ich. „Du weißt so wenig, Mio", sagte Jum-Jum. [...] Ich sah zu Miramis hin, der im Mondschein galoppierte und glücklich war, und ich wurde plötzlich unruhig. „Jum-Jum, glaubst du, dass Miramis traurig ist, weil er bei mir sein muss?", fragte ich. „Vielleicht hat er immer Sehnsucht nach seinem Wald der Dunkelheit?"

Astrid Lindgren: Mio, mein Mio

FALLBEISPIEL

Immer wieder bringt Hannahs Verhalten mich an meine Grenzen. Warum sagt sie nichts? Warum ignoriert sie meine Versuche, mit ihr in Kontakt zu treten? Ich bin frustriert und teilweise wütend. Ich habe das Gefühl, jedes Wort abwägen zu müssen. Eine falsche Aussage und schon steht unsere Beziehung auf dem Spiel. Tamino rettet mich in solchen Situationen. Seine Angebote nimmt Hannah an. Das lässt mich immer wieder an mir zweifeln. Warum gelingt mir dies nicht?

In der Supervision wird mir klar, dass ich zu viel will. Tamino will nichts von Hannah. Ich schon. Mein Anspruch, sie müsse sich schneller öffnen, löst bei ihr eine Gegenreaktion aus. Hannah fühlt sich durch meine Ziele in die Ecke gedrängt und nicht angenommen, so wie sie ist. Es wird mir klar, dass Hannah nicht oppositionell ist, sondern unsicher. Es ist ihre Schutzreaktion auf mein eigenes Verhalten. Die Reflexion in der Supervision zeigt mir, dass ich mehr Rituale in

die Therapiestunden einbauen muss in meinem Kontakt mit Hannah. In der nächsten Stunde bitte ich Hannah aufzuschreiben, was ihr an unseren Begrüßungen und der Gestaltung der Stunde wichtig ist.
Die Änderung in meiner Haltung ermöglicht es Hannah, langsam eine vertrauensvolle Beziehung zu mir aufzubauen. Nicht nur Tamino braucht konstantes Training, um gute Arbeit zu leisten, auch ich als Therapeutin profitiere von kontinuierlicher Supervision.

6.1 Maßnahmen zur Qualitätssicherung

Pferdegestütztes Arbeiten in der Traumatherapie setzt eine fundierte Aus- und Weiterbildung sowie Praxiserfahrung voraus. Das Pferd sollte nicht vorschnell in den therapeutischen Prozess integriert werden, denn das Wohl des Patienten und des Pferdes können schnell gefährdet sein. Aus diesem Grund sind qualitätssichernde Maßnahmen essentiell.

Die Intervention muss sich an den Bedürfnissen und Zielen der Patienten orientieren und ihre Sicherheit berücksichtigen (Wohlfahrt/Olbrich 2014). Wie in jeder therapeutischen Behandlung sollte auch bei der pferdegestützten Therapie ein Konzept erstellt werden. Dazu gehört eine Zielformulierung, eine detaillierte Planung und Dokumentation sowie eine angemessene Evaluation. Der Austausch mit Berufskollegen in Form von Intervision oder Supervision ist ein weiteres Element zur Qualitätssicherung.

Durch den Einbezug eines Tieres, müssen zusätzliche Elemente wie Haftpflicht, Versicherungen, medizinische Kontraindikationen, Risikomanagement oder Hygienepläne mitbedacht werden. Informationen dazu findet man in diversen Beiträgen in der Zeitschrift Mensch und Pferd International z.B. unter der Rubrik „Recht und Sicherheit" (Bohmert 2016; Lueger 2010; Wohlfahrt et al. 2014). Zudem müssen rechtliche Grundlagen wie das Tierschutzgesetz, aber auch diverse weitere Gesetze und Verordnungen, die je nach Land variieren, beachtet werden. Es empfiehlt sich, Kontakt mit dem Gesundheitsamt und dem Veterinäramt sowie örtlichen Verbänden und Ausbildungsträgern aufzunehmen, um sich über spezifische Regelungen zu informieren. Qualitätskriterien sollten immer an die örtlichen und speziesspezifischen Bedingungen angepasst werden und ändern sich mit der Zeit. Auf diversen Konferenzen und durch Fachzeitschriften kann man sich über den aktuellen Stand dieses sich schnell entwickelnden Fachgebietes informieren. Weiter ist eine Auseinandersetzung mit tierethischen Fragen sinnvoll. Wir verweisen an dieser Stelle auf weiterführende Fachliteratur (beispielsweise Grimm/Otterstedt 2012; Grimm/Wild 2016).

Als hilfreich zur Qualitätssicherung erweisen sich vorhandene Instrumente wie die Broschüre zur Qualitätssicherung von tiergestützten Interventionen der „Internationalen Gesellschaft für tiergestützte Therapie" (ISAAT) und der „Europäischen Gesellschaft für tiergestützte Therapie" (ESAAT) (Wohlfahrt/Olbrich 2014), das White Paper des internationalen Dachverbandes aller Organisationen, die sich mit der Mensch-Tier-Beziehung befassen (International Association of Human-Animal Interaction Organizations, IAHAIO 2018) oder die Merkblätter zum sozialen Einsatz von Tieren der Tierärztlichen Vereinigung für Tierschutz e.V. (Tierärztliche Vereinigung für Tierschutz e.V. 2012). Auch die Österreichische Dachorganisation für Tiergestützte Interventionen hat Richtlinien für den Einsatz von Pferden in tiergestützten Interventionen erarbeitet (Österreichische Dachorganisation für Tiergestützte Interventionen 2016). Alle Dokumente sind im Internet frei zugänglich und als PDF verfügbar. Zur Übersicht sind nachfolgend die wichtigsten Fachzeitschriften, Verbände und Ausbildungsträger aufgelistet:

Fachzeitschriften:

- Mensch und Pferd International. Ernst Reinhardt Verlag
- Therapeutisches Reiten (Fach- und Verbandzeitschrift (ZTR) des Deutschen Kuratoriums für Therapeutisches Reiten, DKThR)
- Scientific and Educational Journal of Therapeutic Riding. Federation of Horses in Education and Therapy International, HETI
- Anthrozoös. A Multidisciplinary Journal of the Interactions of People and Animals. Taylor/Francis
- Human-Animal Interaction Bulletin (HAIB). American Psychological Association
- People and Animals. The International Journal of Research and Practice (PAIJ). International Association of Human-Animal Interaction Organizations, IAHAIO
- GREEN CARE – die Fachzeitschrift für naturgestützte Interaktion. Hogrefe Verlag

Verbände und Ausbildungsträger:

- Deutschland:
  - Deutsches Kuratorium für Therapeutisches Reiten (DKThR)

  - Förderkreis Therapeutisches Reiten e.V.
  - Institut für Pferdegestützte Therapie (IPTh)
  - Berufsverband Pferdegestützte Interventionen
- Österreich:
  - Österreichisches Kuratorium für Therapeutisches Reiten (ÖKTR)
- Schweiz:
  - Schweizer Gruppe für Therapeutisches Reiten (SG-TR)
  - Pferdegestützte Therapie Schweiz (PT-CH)
  - Association Suisse de Thérapie Avec le Cheval (ASTAC)

6.2 Der Therapeut

Optimalerweise hat der pferdegestützt arbeitende Psychotherapeut nebst einer Weiterbildung im Bereich Psychotraumatologie, eine Ausbildung in pferdegestützter Therapie sowie Grundlagenkenntnisse in tiergestützter Therapie allgemein und einiges an pferdespezifischen Kenntnissen. Nur so kann er dem Tier gerecht werden und gleichzeitig das Potential des pferdegestützten Arbeitens ausschöpfen.

Auch sollte der Therapeut mit dem Pferd, mit dem er zusammenarbeitet, vertraut sein. Therapeut und Pferd sollten sich gegenseitig verstehen und vertrauen, weshalb es hilfreich ist, auch außerhalb des therapeutischen Kontextes Zeit miteinander zu verbringen.

Nicht jeder hat jedoch die Möglichkeiten, all diesen Anforderungen gerecht zu werden. In gewissen Ansätzen ist dies dadurch gelöst, dass der Therapeut von einem Pferdeführer begleitet wird, der das Pferd kennt und die pferdespezifischen Kenntnisse oder die Kenntnisse in tiergestützter Therapie miteinbringt. Dies hat den Vorteil, dass der Therapeut sich stärker auf den Patienten konzentrieren kann. Der Nachteil besteht darin, dass das Beziehungsgefüge in diesem Fall noch einmal komplexer wird („Diamant"-Modell, Kap. 5).

Manche Therapeuten setzen ihr eigenes Pferd ein, andere arbeiten mit Pferden, die von einer Institution zur Verfügung gestellt werden und sind damit nicht die Hauptbezugsperson des Pferdes. Auch in diesen Fällen erachten wir es als wichtig, dass der Therapeut das Pferd zumindest gut kennt. Wenn möglich, sollte auch in dieser Form der Therapeut eine Beziehung zum Pferd aufbauen. Unserer Erfahrung nach sind Pferde, die eine stabile Beziehung zum Therapeuten haben, viel mutiger und motivierter, sich aktiv in die Therapie einzubringen. Der Therapeut wiederum kann das Pferd besser einschätzen und sein Verhalten leichter vorhersehen, was die Sicherheit des Patienten erhöht. Dabei ist wichtig, die Bindung zum eigenen Pferd zu reflektieren, damit die Beziehung zwischen Patient und Pferd sich frei entfalten kann und nicht beispielsweise durch die Eifersucht des Therapeuten gestört wird.

Es bestehen keine rechtlich bindenden Regelungen darüber, welche Weiterbildung absolviert werden muss, um pferdegestützt arbeiten zu können. Ausbildungsrichtlinien geben beispielsweise das „Forum der Ausbildungsträger einer Therapie mit dem Pferd" (FATP) und die gemeinsamen Qualitätsstandards der beiden „Internationalen und Europäischen Gesellschaften für tiergestützte Therapie" (ISAAT und ESAAT). Die durch diese Verbände akkreditierten berufsbegleitenden Weiterbildungen beinhalten in der Regel ein Minimum von 250 Stunden (ISAAT/ESAAT) bis 500 Stunden (FATP), Praktika, selbständige Erfahrungen unter Supervision sowie eine Abschlussarbeit und dauern 1,5 bis 2 Jahre. Einen Überblick über die aktuelle Situation geben Sommer und Traudel (2019) in ihrem Beitrag über verschiedene Weiterbildungen. Vereinzelt können Weiterbildungen in pferdegestützter Therapie bereits auf Hochschulniveau mit einem entsprechenden Diplom abgeschlossen werden.

6.3 Der therapeutische Raum

Das räumliche Setting in der pferdegestützten Therapie unterscheidet sich stark vom klassischen Setting in einem Praxisraum mit vier Wänden. Der vorgegebene Lebensraum der Pferde (Reitstall, Bauernhof) spielt methodisch und therapeutisch eine große Rolle. Oft wird ein Teil dieses Lebensraumes zum Therapieraum oder der Therapieraum wird gar noch erweitert, indem man mit dem Pferd gemeinsam in die Natur geht.

Häufig sind der Stall und das Gelände, auf dem gearbeitet wird, halböffentlich oder öffentlich zugänglich. Dies ist ein wesentlicher Unterschied zur Therapie ohne Einbezug von Pferden und hat gerade bei traumatherapeutischen Behandlungen wichtige Implikationen.

Traumatisierte Patienten haben ein großes Bedürfnis nach Sicherheit und Konstanz. Es ist deshalb sinnvoll, einen geschützten Raum oder einen klar abgegrenzten Ort zum Arbeiten zur Verfügung zu haben. Dies kann beispielsweise eine leere Reithalle oder ein Arbeitsraum sein (Kunz/Schneider-Schunker 2016).

Aus den Besonderheiten des räumlichen Settings in einem Pferdestall und in der anliegenden Umgebung ergeben sich auch Chancen: Der Pferdestall und der Paddock oder die Weide haben keinen „Therapiecharakter", sie sind nicht stigmatisierend und lösen keine Assoziationen mit anderen therapeutischen Angeboten aus. Für manche Patienten ist es zudem ein großer Vorteil, nicht in einem Raum zu sitzen, sondern sich in der Natur oder Halle zu bewegen. Die Patienten fühlen sich dadurch weniger eingeschlossen und in eine Ecke gedrängt als in einem klassischen Setting. Aus dem pferdegestützten Therapiesetting ergibt es sich ganz natürlich, dass sich Patienten immer wieder in Bewegung setzen müssen. Das hilft vielen Patienten, nicht zu „erstarren" und Selbstbestimmung zu erleben. Viele betonen auch, dass sie sich in der Natur „weniger anders als andere" und „weniger krank" fühlen und die Ohnmacht und Beschämung, Hilfe zu brauchen, als geringer erleben. Vielen Patienten hilft es zudem, wenn der Blick des Therapeuten nicht auf sie gerichtet ist, sondern man beispielsweise gemeinsam nach vorne schaut, während man zusammen neben einem Pferd spaziert, der Patient auf dem Pferd geführt wird oder selbständig reitet und der Therapeut nebenhergeht.

Öffentlichen Raum als therapeutischen Raum zu nutzen, bietet einen weiteren Vorteil: Die Patienten können ihn auch eigenständig im Sinne einer Selbstfürsorge nutzen und immer wieder in ihren ehemaligen „Therapieraum" zurückkehren. So nutzen viele unserer Patienten die Strecken, die wir in der Therapie gemeinsam reiten, im Laufe ihres späteren Lebens, wenn wir als Therapeuten nicht mehr verfügbar sind, als Anker und Anhaltspunkt in Krisen. Sie nutzen beim Abwandern der Strecke die Zeit für sich, reaktivieren vergangene Erlebnisse und reflektieren aktuelle Situationen.

Bei der Wahl von Routen für Spaziergänge und Ausritte haben wir zwei unterschiedliche Beobachtungen gemacht: Immer wieder unterschiedliche Wege zu gehen und zu reiten sorgt für Abwechslung und fördert die Kreativität. Immer den gleichen Weg zu gehen hingegen sorgt für Rhythmus und Konstanz und vermittelt Sicherheit. Die konkrete Umgebung wird zum Anker, sich in Raum und Zeit zu strukturieren. So bat Hannah, die Jugendliche aus dem Fallbeispiel, die Therapeutin jeweils immer an derselben Stelle, an einem Tor kurz vor Ende der Runde, anzuhalten und sagte: „Ab jetzt treten wir wieder in die normale Alltagswelt ein." Dies hat ihr dabei geholfen, die Tiefe ihrer emotionalen Öffnung selbst zu regulieren.

Ein offener Therapieraum stellt jedoch auch hohe Anforderungen an den Therapeuten. Er muss flexibler sein und sich, um klare Strukturen einzuhalten, stärker disziplinieren als in einem klassischen Setting.

Oft ist es nicht möglich, in einem Stall zu arbeiten, der ausschließlich für pferdegestützte Interventionen genutzt wird. Trotzdem sollte der Reitstall oder der Bauernhof so eingerichtet sein, dass er den Bedürfnissen der Patienten entspricht. Eine gute Beschriftung beispielsweise, wie man zu einem klaren Treffpunkt kommen kann, hilft, Sicherheit zu vermitteln. Vorgespräche mit anderen Reitstallnutzern sowie Regeln für einen Bereich, in dem man alleine mit den Patienten arbeiten kann, sind einige der notwendigen Voraussetzungen, um in einem Stall Psychotherapie mit Menschen mit Traumafolgestörungen anzubieten. Es ist wichtig, einen separaten Raum zur Verfügung zu haben für Psychoedukation, Diagnostik, gezielte Übungen, Exposition oder zurückgezogene Gespräche mit Patienten und Eltern sowie Angehörigen.

Das Areal, auf dem mit den Pferden gearbeitet wird, sollte so gestaltet sein, dass unterschiedlich große Flächen zur Verfügung stehen, die durch einen Zaun geschlossen und wenn möglich nicht für Passanten einsehbar sind. So kann je nach Zielsetzung die Nähe und Distanz zwischen Pferd und Patient in der freien Begegnung gestaltet werden. Ein Platz für freie Interaktionen zwischen Patient und Pferd, bei der Bodenarbeitsübungen gemacht werden, sollte mindestens 7x7 Meter betragen und nicht rund sein, damit die Pferde in den Ecken Ausweichmöglichkeiten haben.

Zudem sollten die Pferde einen Bereich haben, in den sie sich nach der Therapie zurückziehen können. Dieser Bereich sollte von Patienten, die bereits vor der Stunde oder anschließend noch auf dem Hof sind, nicht betreten werden. Unsere Erfahrung ist, dass viele Pferde auf zu viel Besucherbetrieb und beobachtende Zaungäste mit Rückzug reagieren. Sichtgeschützte Flächen sind daher sehr wichtig und werden oft zum Ruhen und Dösen aufgesucht.

6.4 Das Therapiebegleitpferd

FALLBEISPIEL

Tamino: 2001 in Argentinien geboren, Rasse Criollo, 150 Zentimeter Stockmaß und 507 Kilogramm schwer. Er hat schwarz-grau meliertes Lang- und Deckhaar und eine weiße, große laternenförmige Zeichnung am Kopf.

Taminos Geschichte beginnt in einem weit entfernten Land. Als frei geborener Criollo verbrachte er seine Jugend auf den unbegrenzten Weiden Argentiniens. Diese Zeit jedoch endete abrupt, als er im Frühling 2006 Teil eines Fleischpferdetransports nach Italien wurde. Diese Erfahrung, eingepfercht unter Deck eines Schiffes mit hunderten von anderen Pferden, geistert vermutlich bis heute in seinem Kopf, wenn er auf der Weide eines seiner seltenen Flashbacks hat. Dann zeigt er Aggressionen gegen andere Pferde und lässt sich schwer beruhigen. Ansonsten ist er gut in die Herde integriert und spielt gerne den Aufpasser.

Tamino kennt die Lieder des Windes und die Zeichen der Natur, nichts erschreckt ihn draußen und er liebt es, in der Natur zu arbeiten. Zu Menschen hat er mittlerweile ein sehr vertrauensvolles Verhältnis. Er ist ein Arbeitspferd. Seine Aufgabe als Therapiebegleitpferd nimmt er ernst. Sie erfüllt ihn mit Stolz.

Taminos eigene traumatische Geschichte ist spürbar präsent. Wenn man ihn berührt, vibriert sein ganzer Körper kurz und kaum wahrnehmbar, bevor er beherzt ausatmet und sich zu erinnern scheint, dass alles gut ist. Er ist ein wunderbares Beispiel für Verzeihen und posttraumatische Reifung. Seine Geschichte, in der sehr viel Gewalt und Hilflosigkeit vorkommen, berührt viele Patienten. Hannah jedoch will nie Genaueres zu seiner Geschichte wissen.

Schon der Gebrauch von Ausdrücken wie „Einsatz" und „Nutzung" von Pferden macht deutlich, wie schwierig die Rolle des Therapiebegleitpferds ist. Das Pferd ist Arbeitspartner und kein Werkzeug. Es benötigt genügend Freiraum, um aktiv mitgestalten zu können. Höchstes Ziel ist, dass das Pferd die Möglichkeit behält, seine Emotionen auszudrücken und seine Grenzen aufzuzeigen. Ein Veto-Signal, das mit dem Pferd zuvor trainiert wurde, kann dabei hilfreich sein.

Ein Pferd ist kein Therapeut und darf nicht instrumentalisiert werden. Pferde sind vielmehr Beziehungspartner: Sie unterstützen den psychotherapeutischen Prozess, indem sie als Lebewesen ihren Charakter und ihre Fähigkeiten in den Prozess mit einbringen und durch ihre emotionale Abstimmung Feedback geben. Der Therapeut übersetzt und interpretiert dieses Feedback, er hebt es in Sprache und lenkt den Prozess gezielt in eine Richtung. Erst dadurch erhält die Interaktion mit dem Pferd einen auf ein konkretes Ziel orientierten therapeutischen Nutzen. Bei allem Respekt und Demut vor den intuitiven und besonderen Fähigkeiten der Tiere bleibt die Grundlage: Wir Menschen haben die Verantwortung.

Die nachfolgend einzeln beschriebenen Punkte dienen sowohl dem Schutz der Pferde, aber auch dem Schutz der Patienten: die Auswahl des Pferdes, seine Ausbildung und Vorbereitung auf die Einsätze, die weitere Supervision sowie seine Haltung und die Gestaltung seiner Freizeit.

Auswahl

FALLBEISPIEL

Tamino ist ein neugieriges Pferd. Er ist außergewöhnlich interessiert an Beziehungen zu Menschen, möchte ihnen gefallen und es allen recht machen. Im direkten Kontakt ist er jedoch eher distanziert. Auch ausgiebiges Streicheln kann er nur in seltenen Fällen wirklich genießen. Tamino braucht in der Therapie wenig Raum. Er lässt den Patienten viel Platz, um ihre Ideen und Bedürfnisse einzubringen. Tamino reagiert äußerst feinfühlig auf Emotionen von Menschen und drückt vorsichtig aus, wie es ihm damit geht. Wenn er Stress hat, dann zeigt er das stumm. Die erlernte Schnaub-Korrespondenz hilft ihm, mit Stress umzugehen, gibt ihm auch eine gewisse Mitsprache innerhalb der Therapie. Taminos Freude daran, mit Menschen in Beziehung zu treten, macht ihn zu einem unschätzbar wertvollen Partner innerhalb der Psychotherapie – sowohl für die Patienten als auch für den Therapeuten. Tamino vermittelt seinem menschlichen Gegenüber Sicherheit und Zugewandtheit. Die meisten Menschen fühlen sich von seiner demütigen und zuvorkommenden Grundhaltung angesprochen und aufgewertet. Er versteht es gut, glaubhaft zu vermitteln, dass er jemanden mag.

Man sollte Pferde nicht durch Training in eine Rolle verbiegen, die ihnen nicht gerecht wird. Die sorgfältige Auswahl eines geeigneten Pferdes ist deshalb der Grundstein für einen aktiv mitarbeitenden, zufriedenen und verlässlichen Partner in der Therapie. Jedes Pferd hat seine eigenen Stärken, Talente und Interessen. Gleichwohl eignen sich gewisse Pferde für bestimmte Dinge einfach nicht und mögen diese auch nicht. So sollte ein Pferd gewisse körperliche Voraussetzungen mitbringen, um geritten werden zu können. Manche Pferde lassen sich nicht gerne immer wieder auf fremde Personen ein. Andere Pferde haben Mühe mit bestimmten Menschengruppen wie Kindern oder Patienten mit bestimmten Störungsbildern.

Aus diesem Grund sollten klienten- und settingspezifische Kriterien bei der Auswahl eines geeigneten Pferdes berücksichtigt werden. Soll es ein Pferd sein, das gerne körperliche Nähe zulässt? Soll es ein besonders reaktionsfeines Pferd sein, mit dem freie Bodenarbeit gemacht werden kann? Oder eher ein wenig reagibles Pferd, das beispielsweise auch Patienten mit ungeschickten Bewegungen sicher auf dem Rücken trägt? Arbeite ich mit Gruppen von quirligen Kindern oder im Einzelkontakt mit ängstlichen Patienten? Was sind meine Zielsetzungen innerhalb der Therapie? Solche und ähnliche Fragen leiten die Auswahl eines Pferdes und zeigen, dass es *das* Therapiebegleitpferd nicht gibt, sondern dass verschiedene Therapiebegleitpferde sehr unterschiedliche Charaktere und Persönlichkeiten haben können und sollen.

Je nach Kontext können gewisse Verhaltensmerkmale Vor- oder Nachteile mit sich bringen. Es gibt auch keine Rasse, die grundsätzlich geeigneter wäre als eine andere. Als Therapeut sollte man jedoch bedenken, dass Rasse, Größe, Aussehen und Charaktereigenschaften unterschiedliche Effekte auf die Patienten, das gesetzte Therapieziel und den therapeutischen Prozess haben. So hat ein Tinker (irisches Kaltblutpferd) eine andere Ausstrahlung auf Patienten als ein Araber (südländisches Warmblutpferd).

Kaltblutpferde, die früher in der Landwirtschaft und als Kutschentiere eingesetzt wurden, sind darauf gezüchtet, langsam und besonnen zu reagieren, besonders auf Stimmkommandos zu achten und in ihren Bewegungen Kraft zu sparen. Sie sind daher in der freien körpersprachlichen Interaktion oft eher langsam in ihren Reaktionen. Bei ängstlichen Patienten hat dies grundsätzlich Vorteile; Patienten können sich aber auch schnell unterlegen und nicht gehört fühlen, wenn das Pferd nicht reagiert. Bei diesen eher introvertierten Pferden muss man sehr achtsam sein, da sie Stress nicht offensichtlich zum Ausdruck bringen und ihr Leiden leicht übersehen wird.

Hochblütige Pferde dagegen nehmen jede feinste Regung wahr und reagieren prompt darauf. Dies kann einem Patienten helfen, weil er die Auswirkungen seines Verhaltens schnell rückgemeldet bekommt und sich als wirksam erlebt. Unmittelbare Rückmeldungen durch das Pferd können auf den Patienten aber auch beängstigend und überfordernd wirken. Dies ist vor allem der Fall, wenn Patienten wenig Zugang zu sich selbst haben und dann beispielsweise überrascht sind, wenn das Pferd auf unterdrückte Aggression reagiert. Reagible Pferde drücken ihr Unbehagen und Stress in der Regel stärker in gut sichtbarem Verhalten aus. Sie zeigen Vermeidungsverhalten und bei zu hohem Stress sogar Schnappen, Treten oder andere aversive Verhaltensweisen.

Motivation und Frustrationstoleranz sind für Therapiebegleitpferde wichtige Eigenschaften. Unserer Erfahrung nach können diese Fähigkeiten über Selbstbestimmung sowie über Bindung zu einer menschlichen Bezugsperson und zu einer stabilen Herde gestärkt werden (Kap. 6.4, Ausbildung). Therapiebegleitpferde müssen zwischen einer aktiven Rolle, in der sie den therapeutischen Prozess mitgestalten, und einer passiven Rolle, in der sie in den Hintergrund treten, wechseln können und sehr geduldig sein. Sie treffen auf unsichere Patienten, auf Patienten mit Einschränkungen in der Grob-

und Feinmotorik, auf Patienten mit Schwierigkeiten in der Impulskontrolle, auf Patienten im Rollstuhl oder auf Patienten mit Einschränkungen des Körpergefühls. Diese Liste könnte weitergeführt werden und stellt exemplarisch dar, welche Anpassungsfähigkeit Pferde leisten müssen. Die Liste macht auch deutlich, dass diese Arbeit nur Pferde tun können, die eine grundsätzliche Eignung haben und es mögen, mit Menschen zu arbeiten, auch wenn man durch Training innerhalb einer gewissen Anlage anschließend immer noch eine deutliche Varianz im Verhalten erreichen kann. Eine Herausforderung ist, dass sich das Verhalten von Pferden im Laufe ihres Lebens verändern kann. Dementsprechend muss die Eignung jedes Therapiebegleitpferdes immer wieder sorgfältig neu evaluiert und sein Einsatz immer wieder angepasst werden.

Es kann sehr hilfreich sein, die unterschiedlichen Fähigkeiten der Pferde mit den Patienten zu besprechen. Unter Umständen kann man in verschiedenen Therapiephasen auch gezielt verschiedene „Fachpferde" einsetzen. Beispielsweise vermittelt ein sehr ruhiges, reaktionsarmes Pferd sicheren Halt beim Reiten und vom Boden aus. Es kann in der Expositionsphase bessere Dienste leisten als ein hochsensibles Pferd, das sich von jeder Fliege auf der Haut gestört fühlt und jedem nonverbalen Signal nachgeht. Solche Pferde sind dafür für Patienten mit sehr geringem Ausdruck (beispielsweise bei Mutismus, Anorexie, Depression oder auch Traumafolgestörungen) sehr wertvoll, da sie bereits feine Signale bemerken und auf diese reagieren und es Patienten ermöglichen, trotz einer gewissen Sprachlosigkeit gehört zu werden.

Aber nicht nur charakterliche Eigenschaften spielen eine Rolle, sondern auch Geschlecht, Körperbau und Erscheinungsbild. Ein schwarzes Pferd hat eine andere Wirkung als ein Schecke, eine Stute eine andere symbolische Konnotation als ein Wallach, ein großes Pferd eine andere Symbolik als ein kleines Pony. Und nicht zuletzt ist das Körpergewicht der Patienten beim Reiten ein wichtiger Faktor, der sich auf die Pferdewahl auswirkt.

Bei der Auswahl der Pferde ist es aus Kostengründen meist sinnvoll, auf Allround-Talente zu achten. Wir plädieren jedoch dafür, vor Anschaffung eines Pferdes eine genaue Zieldefinition vorzunehmen sowie das genaue Setting der Therapie festzulegen. So kann die Chance auf eine Passung zwischen Patient und Pferd, aber auch zwischen Therapeut und Pferd, erhöht werden.

Ausbildung

FALLBEISPIEL

Menschen zu vertrauen, muss Tamino erst lernen. Dies ist ein langer und herausfordernder Weg für ihn, auf dem er Hilfe von außen und viel Disziplin benötigt. Erst nach zwei Jahren Aufbautraining beginnt er zu vertrauen. Zum Respekt gegenüber Menschen gesellt sich allmählich auch Freundschaft. Mittlerweile liebt Tamino seine Trainer innig. Wenn man ihn ruft, kommt er sofort herbei und schlüpft ins Halfter.

Als Tamino auf den Hof kommt, ist noch nicht klar, ob er sich als Therapiebegleitpferd eignet. Doch bald zeigt sich: Er genießt die Abwechslung, die ihm die Arbeit mit unterschiedlichen Menschen bietet. Man beschließt, ihn auszubilden und mit ihm gemeinsam den Weg zum Therapiebegleitpferd zu gehen. Durch konsequentes Einüben der Schnaub-Korrespondenz, bei der er lernt abzuschnauben, sobald seine innere Anspannung steigt, wird er zu einem gelassenen Pferd. Er verlässt sich darauf, dass die Patienten und die Therapeutin ihn wahrnehmen. Er weiß, dass er das Geschehen mitbeeinflussen kann. Dies gibt ihm Selbstvertrauen. Tamino wird zu einem Meister darin, emotionale Rückmeldungen zu geben. Vor allem Doppeldeutigkeiten im Verhalten und in Aussagen spürt er extrem fein und meldet diese offensiv durch Unruhe in der Ohrenstellung, Falten im Nasenflügel, beschleunigte Augenbewegungen und Stampfen zurück. Zuweilen ist er ungeduldig, vor allem wenn seine Äußerungen nicht sofort wahrgenommen und adäquat umgesetzt werden. Tamino hat aber gelernt, unangenehme Situationen für eine gewisse Zeit auszuhalten und sich erst später wieder Freiraum zu schaffen. Bei Patienten mit einer traumatischen Geschichte ist er besonders gewährend. Patienten dürfen generell viel mehr als die Bezugstherapeutin. Tamino braucht seine Aufgaben als Therapiebegleitpferd. Als man ihm einmal eine Auszeit vom Therapiealltag gönnte, wurde er depressiv, und er erholte sich erst, als man ihn wieder in Dienst nahm.

Die Pferdeausbildung wird unter Fachleuten kontrovers diskutiert. Es existieren diverse Schulmeinungen und unterschiedliche Lager. Wir sind überzeugt, dass es bei der Ausbildung von Pferden zu Therapiebegleitpferden unterschiedliche Wege gibt, die zum Ziel führen können. An dieser Stelle können wir nur unseren eigenen Weg beschreiben.

Wir erachten es als zentral, einer intensiven, bindungsgeleiteten Ausbildung der Pferde so viel Raum wie möglich zu geben. Therapiebegleitpferde brauchen Zeit, ihre Persönlichkeit im Umgang mit unterschiedlichen Menschen langsam zu entfalten. Dies ist nicht immer im gleichen Maße möglich. Beispielsweise haben Pferde, die in Institutionen für therapeutische Zwecke gehalten werden, oft ein geringeres Maß an stabiler Beziehung und Bindung als Privatpferde. Trotzdem leisten die Pferde hier großartige Dienste. Dies ändert jedoch nichts am grundsätzlichen Ziel, möglichst viel Zeit in die Ausbildung der Pferde zu investieren. Um den Rahmen dieses Buches nicht zu sprengen, können wir hier lediglich einige Aspekte und Gedanken zur Ausbildung von Therapiebegleitpferden einfließen lassen, die vor dem Hintergrund der Traumatherapie Relevanz haben.

Es ist schwierig, pauschale Ratschläge zu erteilen oder Ausbildungsrezepte zu erstellen, weil Training immer eine Gratwanderung ist zwischen Einflussnehmen und dem Belassen der Natürlichkeit. Grundsätzlich ist es eine Haltungsfrage, wie sehr es Menschen zusteht, Pferde in die eine oder andere Richtung zu beeinflussen. Sicher jedoch ist, dass der Mensch das Pferd durch Domestikation bereits stark beeinflusst hat: Er hat dem Pferd ein Umfeld geschaffen, das nicht natürlich ist. Das gilt für die Haltung in einem Stall genauso wie für den Einsatz des Pferdes in der Therapie. Es ist deshalb die Verantwortung der Menschen, Pferden ein möglichst gutes Umfeld zu bieten und sie bestmöglich auf das vorzubereiten, womit wir sie konfrontieren.

Erkenntnisse zum sozialen Lernen bei Tieren haben einen wichtigen Platz im Training von Pferden. So zeigen Forschungen an Papageien (Pepperberg 2014), dass durch Nachahmung mehr gelernt wird, je ähnlicher das Vorbild dem Lernenden ist, je enger die emotionale Bindung ist, je feiner die emotionale Rückmeldung und Abstimmung des Vorbildes oder Trainers ist und je mehr Relevanz das Verhalten für die eigene Kontrollüberzeugung (Selbstwirksamkeit) hat. Alle diese Punkte bestätigen sich auch im Training mit Pferden.

Um Therapiebegleitpferde zu ermutigen, aktive Interaktionspartner zu sein, braucht es eine Balance zwischen Geben und Nehmen, zwischen Gewährenlassen und Beschränken. Das Modell des Interpersonalen Circumplex (Wiggins 1982) stellt diese gegensätzlichen Pole von unterschiedlichen Interaktionsstilen anschaulich dar. Das Modell zeigt beispielhaft auf, dass das Training von Therapiebegleitpferden von theoretischem Hintergrund profitiert. Genauso wichtig sind jedoch die eigenen Erfahrungen, die man macht. Die Kombination aus eigenen Erfahrungen und deren Reflexion anhand theoretischer Konzepte hilft, immer wieder einen Mittelweg zu finden. Im besten Fall gelingt es gar, beim Gegenüber nicht den Druck zu erzeugen, sich ändern zu müssen, sondern einen Sog für Entwicklung auszulösen.

Die Ausbildung unserer Pferde beruht auf Theorien zum sozialen Lernen, wie sie eben beschrieben wurden. Die Pferde werden darin bestärkt, die Bewegungsqualität und damit den unbewussten emotionalen Ausdruck von Menschen zu lesen und auf diesen zu reagieren.

Die Grundvoraussetzung, um das Interesse von Pferden an einer artübergreifenden Interaktion mit Menschen zu wecken, ist, dass sie wahrgenommen werden und man auf ihr Verhalten eingeht. Dies bedeutet, dass man als Mensch auf den Versuch eines Pferdes, die menschliche Körpersprache zu lesen und darauf zu reagieren, antworten muss. Wenn das Verhalten des Pferdes zu einer Veränderung des menschlichen Verhaltens führt, versteht das Pferd, wie es artübergreifend kommunizieren kann und differenziert diese Fähigkeit immer mehr aus. Dies erfordert vom Trainer eine hohe Achtsamkeit und er muss sich seiner Körpersprache und Emotionen bewusst sein. Wie man aus der Säuglingsforschung weiß, ist Aufmerksamkeit und geteiltes Interesse der Schlüssel zum Aufbau einer gemeinsamen Sprache.

Wenn Pferde in der Therapie eingesetzt werden, sollten sie eine gefestigte Überzeugung haben, Menschen beeinflussen zu können. Denn im therapeutischen Setting muss der Therapeut auf viele Dinge gleichzeitig achten und er kann häufig nicht sofort auf das Pferd eingehen oder muss dessen Äußerungen teilweise sogar übergehen. Aus diesem Grund gehen wir davon aus, dass die Ausbildung eines Therapiebegleitpferdes im Minimum ein Jahr dauert. So lange dauert es unserer Erfahrung nach mindestens, bis das Pferd eine stabile internale Kontrollüberzeugung entwickelt hat und trotz der Frustrationen, die ein therapeutisches Setting mit sich bringt, nicht aufhört, sich auszudrücken und mit den Menschen zu kommunizieren.

Im Training von Pferden sind verschiedene Grundprinzipien aus der Biologie wie auch aus der Psychotherapie zentral. So kann man sich sehr gut am Konzept von Wärme, Rhythmus und Konstanz orientieren, das sowohl für Pflanzen wie auch für Tiere eine lebensnotwendige Voraussetzung ist (Bartl/Pesendorfer 1989). Wärme bezieht sich auf die positive Zuwendung zum Pferd. Pferde brauchen Beziehung, wollen einzig sein und spüren, dass sie wichtig sind. Rhythmus und Konstanz bringen Vorhersagbarkeit, Regelmäßigkeit und Wiederholung ins Training. Trainingspläne sind deshalb sinnvoll. Sie unterstützen die Förderung sowohl körperlicher Komponenten wie dem Muskelwachstum oder der Geschicklichkeit als auch psychosozialer Eigenschaften, indem periodische Zyklen von Übungen in unterschiedlicher Intensität definiert sind. Körperliche und psychosoziale Fähigkeiten bedingen sich dabei gegenseitig. Dies ist für Menschen nicht einfach zu verstehen, für Pferde hingegen schon: Denn wer sportlich ist, schnell laufen, weichen, wenden, stoppen kann und eine gute Körperbeherrschung hat, der kann schnell und effektiv kommunizieren.

Triebaufschub und Frustrationstoleranz sind im Training ein großes Thema. Um die Sicherheit der Patienten zu wahren, ist es wichtig, dass das Pferd jederzeit auf ein Stoppsignal des Therapeuten reagiert, auch wenn es sich sonst am Patienten orientieren soll. Wie trainiert man jedoch maximale Autonomie und Selbstbestimmung bei gleichzeitig maximalem Gehorsam? Unsere bisher einzige Antwort ist Bindung und Beziehung. Wenn ein Pferd dem Therapeuten freundschaftlich verbunden ist und eine Bindung zu ihm hat, macht es Sinn, zurückzustecken und altruistisch zu sein. Denn Tiere, die in Sozialverbänden leben, haben sowohl Egoismus als auch Altruismus biologisch in ihrem Verhalten verankert. Versteht sich das Pferd als Partner in der Therapie, wird es dem Therapeuten einen dringenden Wunsch kaum abschlagen und sich bestmöglich auf den Dialog mit dem Patienten einlassen.

Pferde können durch ihre Anwesenheit die Asymmetrie innerhalb der therapeutischen Beziehung relativieren und sind Verbündete der Patienten (Kap. 5). Daher halten wir es für wichtig, dass die Pferde in der Therapie dem Patienten räumlich und emotional immer näherstehen als dem Therapeuten. Wir lehren dies den Pferden gezielt und nennen es „stick to client". Dabei wird das Pferd immer bestätigt, wenn es von sich aus Kontakt mit dem Patienten sucht oder wenn es an seiner Seite und in der Beziehung bleibt, selbst wenn es dadurch andere Aufgaben vernachlässigt. In diesen Momenten ist der Therapeut im Hintergrund, das Geschehen wird von Patient und Pferd zusammen bestimmt. Viele Pferde genießen das, weil sie in diesen Augenblicken mit den Patienten zusammen mächtiger sind als der Therapeut. Die Patienten sind in diesen Situationen in den Augen der Pferde die besseren Menschen, denn Patienten wollen nicht so viel und man kann sie einfacher von den eigenen Wünschen überzeugen. Für den Patienten entsteht dabei die Chance, dieses Verbündetsein zu spüren. Es entsteht aber auch die Chance, sich als Patient im Laufe der Therapie unter Anleitung des Therapeuten beim Pferd durchzusetzen und so selbst „die Zügel in die Hand zu nehmen".

Das Pferd wird so oft wie möglich darin bestärkt, sich aktiv zu beteiligen und auf die Emotionen und das Verhalten des Gegenübers zu reagieren und diese Reaktionen auch deutlich zu zeigen. Diese Rückmeldungen deutlich auszudrücken, üben die Pferde regelmäßig mit ihrer Hauptbezugsperson. Die Verstärkung besteht darin, dass man als Mensch auf das Verhalten des Pferdes eingeht und sich auch danach ausrichtet. Dabei ist wichtig, dass alle Beteiligten im gesamten Alltag der Pferde und nicht nur während einer Trainingseinheit fein auf ihre Reaktionen achten. Dadurch lernen die Pferde, dass sie ihre Umwelt beeinflussen können. Sie erhalten so eine höhere Selbstwirksamkeitsüberzeugung und bringen sich vermehrt aktiv ein. Es gibt aber auch eine Kehrseite in diesem Vorgehen: Wenn Pferde sich öffnen und auf die Emotionen der Patienten eingehen, grenzen sie sich auch weniger von ihnen ab, was Stress auslösen kann.

Wir trainieren mit den Pferden gezielt Methoden zum Spannungsabbau: Dazu gehört beispielsweise tief auszuatmen oder sich am Ende der Stunde im Sand zu wälzen und sich anschließend zu schütteln. Die von uns praktizierte „Schnaub-Korrespondenz" hat ihren Ursprung in der stressreduzierenden Wirkung des Schnaubens. Dabei lernen die Pferde vermehrt abzuschnauben, wenn sich ihr Stresspegel erhöht. Sie laufen dabei nicht Gefahr, den Atem anzuhalten, was man häufig bei gestressten Pferden sieht. Gleichzeitig teilen sie dem Therapeuten so mit, dass die Situation verändert werden sollte (Feedbacksystem). Wird konsequent auf das Schnaubsignal der Pferde eingegangen, entwickeln sie dieses zu einem differenzierten Rückmeldungslaut, was nebst der entspannenden Wirkung auch für Patient und Therapeut immer Anlass sein sollte, den eigenen Atem zu überprüfen.

Mit der Schnaub-Korrespondenz soll der sogenannten „erlernten Hilflosigkeit" (Seligman 1975) entgegengewirkt werden.

Erlernte Hilflosigkeit meint, dass ein Individuum die Erwartung hat, bestimmte Situationen oder Sachverhalte nicht kontrollieren und beeinflussen zu können. Diese Erwartungen entstehen, wenn mehrfach die Erfahrung gemacht wird, dass man einer unangenehmen Situation nicht entfliehen kann. Als Folge engen Tiere wie auch Menschen ihr Verhaltensrepertoire ein und ertragen künftige unangenehme Zustände, selbst wenn diese objektiv gesehen verändert werden könnten (Hall 2008).

Erlernte Hilflosigkeit spielt in Bezug auf Ausbildung, aber auch Haltung, Training und Einsatz des Pferdes sowohl generell als auch in der Therapie eine große Rolle. Denn sehr häufig sehen sich Pferde mit Situationen konfrontiert, die sie nicht beeinflussen können (Hall et al. 2008). Dieses Gefühl von Macht- und Hilflosigkeit ist aus unserer Sicht auch bei Therapiebegleitpferden eine häufige Ursache von Rückzug und Depression. Einfluss auf die Umwelt nehmen zu können, ist wesentlich für das Wohl von Tieren (Ohl/van der Staay 2012). Aus diesem Grund legen wir großen Wert darauf, den Pferden ein möglichst hohes Maß an Mitsprache und Mitgestaltung zu geben.

Ein weiterer wichtiger Teil der Pferdeausbildung ist ein stressfreies Kennenlernen aller möglichen Reize, die sie später im Kontakt mit Patienten antreffen werden. Dies dient nicht nur der Sicherheit der Patienten, sondern

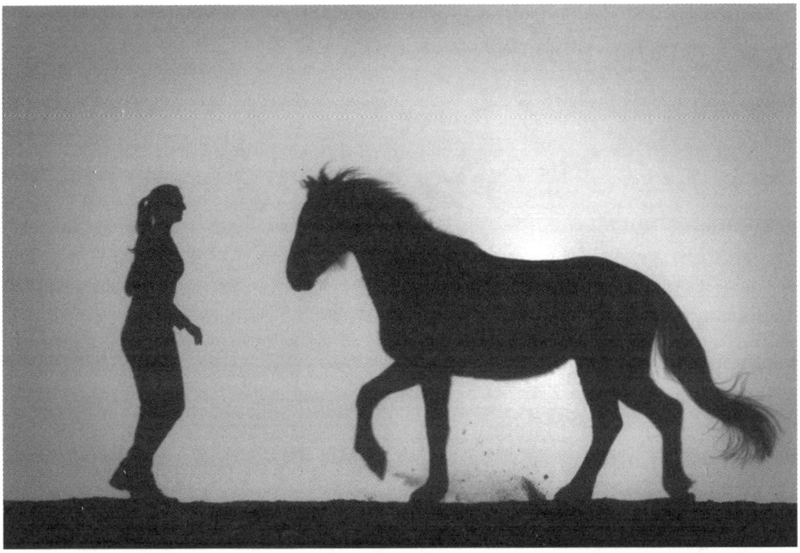

bedeutet auch Fairness dem Pferd gegenüber. Das Pferd sollte die Möglichkeit haben, sich an Menschen mit unkoordinierten oder ungewohnten Bewegungen und an unbekannte Laute zu gewöhnen und neue Dinge wie Therapiematerialien oder Gehhilfen im Vorfeld kennen zu lernen.

Es ist hilfreich, sich als Grundlage mit der „Skala der Ausbildung" des Pferdes (Deutsche Reiterliche Vereinigung e.V. 2018) zu beschäftigen und sich Trainingsmethoden anzueignen, die darauf aufbauen. Häufig macht es Sinn, sich ein individuell passendes Konzept aus Trainingsmethoden zusammenzustellen. Wir empfehlen, sich an ein Konzept zu halten, da dies einem selbst und dem Pferd Struktur gibt und sich viele Fähigkeiten nur entwickeln können, wenn Konstanz und Rhythmus gegeben sind.

Gewisse Trainingstechniken können durchaus auch gemeinsam mit den Patienten erarbeitet werden. Jedoch hat das emotionale und freie Interagieren zwischen Patient und Pferd mehr Wirkkraft, wenn es nicht von zu vielen Techniken geleitet ist. Konditionierte Tricks lenken schnell vom natürlich validen Bindungs- und Beziehungsinhalt ab, können aber auch angespannte Therapiesituationen spielerisch auflockern. Spontanes Verhalten der Patienten gegenüber dem Pferd soll Platz haben, ohne dass dieses in „richtig" oder „falsch" eingeteilt wird, solange die Integrität des Pferdes und die Sicherheit des Patienten dabei gewährleistet bleiben.

Es ist keineswegs einfach, ein gutes Maß zwischen den beiden Gegensätzen „Freiraum lassen" und „strukturiert trainieren" zu finden. Aus diesem Grund sind Intervision, Videoanalysen und Selbsterfahrung für den Therapeuten oder den Pferdetrainer sehr wichtig. Zentrale Inhalte der Ausbildung eines Therapiebegleitpferdes umfassen:

1. Material- und Sachkunde für das Pferd
2. Ausdifferenzieren der artübergreifenden Kommunikation
3. Stärkung der Frustrationstoleranz, der Resilienz und der stressreduzierenden Kompetenzen
4. Erarbeiten eines individuellen Feedbacksystems mit Menschen

Haltung, Freizeit und Supervision

FALLBEISPIEL

Tamino lebt in einer Herde von zehn Pferden in einem großen Offenstall. Der Kontakt zu seinen Pferdefreunden gibt ihm Sicherheit und sorgt für Abwechslung und Ausgleich. Tamino ist eher ein Einzelgänger, hat aber einen Freund, mit dem er oft abseits unter einem Baum steht und sich ausruht. Er nimmt häufig eine ranghohe Position ein und fühlt sich für den Herdenfrieden verantwortlich. Insbesondere gegenüber den Jungpferden spielt er gern den Lehrmeister. Tamino genießt die Zeit zusammen mit seiner Bezugstherapeutin. Ganz besonders mag er ausgedehnte Ausritte oder Wanderungen durch den Wald.

Wenn er muss, dann funktioniert Tamino und passt fürsorglich auf seinen Patienten auf. Dafür steckt er während der Therapie seine eigenen Bedürfnisse zurück. In der Supervision achten wir deshalb immer wieder darauf, dass er die Möglichkeit hat, sich auszudrücken. So bleibt er gesund und zufrieden. Tamino braucht supervisorisch vor allem Bewegung – körperlich anstrengende, reorganisierende Bewegung, bei der er sich und seinen Körper spüren kann. Er bewegt sich gerne frei und tobt sich dabei aus, hat aber auch Freude an Dressuraufgaben zur Stärkung seiner Muskulatur. Dehnen und Lösen brauchen bei ihm ein besonderes Augenmerk, da er sich schnell verkrampft und dann in leicht abgehackte, kantige und verhaltene Bewegungen fällt. Neben seiner Leidenschaft für wilde und schnelle Aufgaben muss man die Entspannung immer wieder liebevoll mit ihm trainieren.

Eine tiergerechte Pferdehaltung ist aufwendig, komplex und kostenintensiv. Diese Erkenntnis ist die Basis jeder Arbeit mit dem Pferd. Offen- und Laufstallkonzepte wie Aktivställe oder Paddock Trail-Ställe erhöhen in jeder Hinsicht die Lebensqualität von Pferden. Eine solche Haltungsform fördert dadurch die Ressourcen und Fähigkeiten der Pferde, die sie in der Therapie einsetzen können. Wir können an dieser Stelle nur auf die Wichtigkeit von Haltung und Freizeit hinweisen und gewisse Punkte aufgreifen, die uns im Hinblick auf den Einsatz als Therapiebegleitpferd wichtig erscheinen. Für weitergehende Informationen verweisen wir auf die Fachliteratur (Fraser 2008; Hall et al. 2008; Ohl/van der Staay 2012; Schmidt 2011; Zeitler-Feicht 2015).

Boxenhaltung führt bei Pferden nachgewiesenermaßen zu Stress (Neugebauer/Neugebauer 2011). Mit einer relativ konstanten Pferdeherde zu leben, steht neben dem Zugang zu Futter (während mindestens zwölf Stunden pro Tag) sowie einem angemessenen Bewegungs- und Schlafplatzangebot ganz oben in der Bedürfnispyramide von Pferden. Pferde mögen es, ihren Alltag vorherzusehen und in so vielen Belangen wie möglich darauf Einfluss zu nehmen. Man stelle sich vor: Man ist gezwungen, in einer Wohngemeinschaft mit ständig wechselnden Menschen zu leben, ohne sauberen Schlafplatz und gutes Essen. Man muss als Psychotherapeut arbeiten. Und man hat keinerlei Einfluss auf all das. Um sich als Psychotherapeut auf andere einlassen zu können und gute Arbeit zu leisten, braucht man viel Selbstfürsorge: Dazu gehört auch ein Zuhause, in dem man sich wohlfühlt. Dies geht Pferden nicht anders.

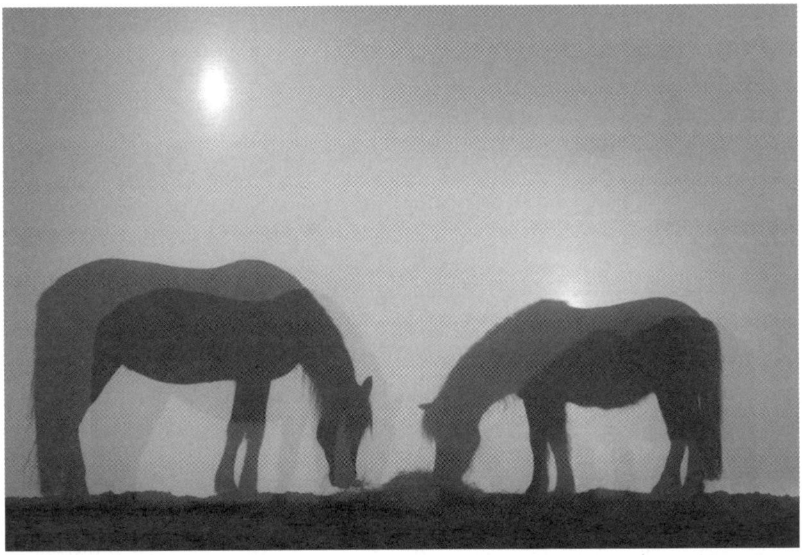

Der Wert von ausgleichendem Training und Supervision für Therapiebegleitpferde darf nicht unterschätzt werden. Damit meinen wir nicht die ebenso zentrale Erholung auf einem unbeschwerten Ausritt oder die Freizeit in der Herde. Gemeint ist eine vom Therapeuten oder Bezugstrainer angeleitete Integration der Erfahrungen, die das Pferd innerhalb der Therapie mit den Patienten gemacht hat.

Die Supervision für Pferde ist kein Korrigieren und Erziehen. Sie stellt vielmehr einen Beziehungsraum dar, in dem selbständiges Wachsen der Pferde möglich wird. In der supervisorischen Arbeit erhält man wertvolle Einblicke, wie das Pferd die Interaktion mit den Patienten emotional verarbeitet hat und sieht, inwiefern das Pferd selbst Verarbeitungsstrategien anwendet oder ob gemeinsam nach solchen gesucht werden muss. Dies kann beispielsweise darüber geschehen, dass man angestaute Anspannung mit körperlicher Bewegung abbaut, die Natur als Ausgleich nutzt oder Selbstfürsorge übt, indem man das Pferd auf einer saftigen Wiese weiden lässt.

Es gibt einige wichtige Faktoren, um den Alltag von Therapiebegleitpferden zu entlasten. Dazu gehört die *Bindung* an eine Bezugsperson. Die Bezugsperson kennt das Pferd, spürt Rückzug oder Widerstand und erkennt, wenn Ereignisse aus der Therapie das Pferd in Verhalten und Emotionen beeinflussen. Ein weiterer Faktor ist die *Selbstwirksamkeit* der Pferde. Wie bereits erwähnt, ist es wichtig, dass Pferde sich auch in der von Methoden geprägten und häufig ritualisierten Therapiearbeit ausdrücken dürfen. Dieser Punkt kann auch nach der Therapie in Form von ausgleichendem Training und Supervision aufgegriffen werden und führt zu einer *Kompetenzerweiterung* und dem *Verbessern der Problemlösefähigkeiten* von Pferden. Pferde lernen gerne und genießen Förderung durch den Menschen als liebevolle Zuwendung. Dabei ist es für die Pferde hilfreich, dass die Lehrtechniken und Lerninhalte zumindest teilweise durchschaubar und vorhersagbar sind.

Unserer Erfahrung nach mögen es Pferde, den *Sinn* in der eigenen Existenz und ihrer Arbeit zu erkennen. Wenn es für ein Pferd beispielsweise keinen Sinn macht, im Kreis zu laufen und seine Muskeln zu trainieren, so kann der Trainer dem Pferd vermitteln, dass ihm dies sehr wichtig ist. Dies zeigt sich im Alltag immer wieder als verblüffend wirksam. Wenn man Pferden vermittelt, dass ihre Arbeit für ihre Menschen wichtig ist, fördert dies ihre Resilienz und Motivation. Zudem genießen Pferde Aufmerksamkeit und die Zeit, die man mit ihnen verbringt, ohne etwas von ihnen zu wollen, indem man einfach neben ihnen auf der Weide sitzt und sie beobachtet. Dieses gemeinsame Beisammenstehen festigt Freundschaften sowohl zwischen Pferden als auch zwischen Mensch und Pferd.

7 Umsetzung im Alltag

„Ich getraue mich nicht!", schrie ich. „Ich getraue mich nicht! Ich getraue mich nicht!" Jum-Jum antwortete nichts. Er sah mich nur an und sagte kein Wort. Aber Trauervogel fing wieder an zu singen, und es war ein Lied, das mein Herz beinahe stillstehen ließ. [...] „Jum-Jum", sagte ich, „ich gehe. Ich gehe ins Land Außerhalb." [...] „Leb wohl Jum-Jum", sagte ich und spürte, dass ich wieder weinen wollte. „Leb wohl, lieber Jum-Jum." Da blickte Jum-Jum mich an, und seine Augen waren so freundlich [...]. Dann lächelte er ein wenig. „Ich folge dir", sagte er. Er war mein Freund, Jum-Jum, er war wirklich mein Freund! Ich wurde sehr glücklich, als er sagte, er wolle mir folgen. Aber ich wollte nicht, dass er sich einer Gefahr aussetzte. „Nein, Jum-Jum", sagte ich. „Wohin ich gehe, dorthin kannst du mir nicht folgen." „Ich folge dir", sagte Jum-Jum. „Ein Kind aus königlichem Blut, reitend auf einem weißen Pferd mit goldener Mähne, mit einem einzigen Freund als Gefolge – so ist es gesagt worden. Du willst doch nicht ändern, was seit tausend und abertausend Jahren vorausbestimmt ist?"

Astrid Lindgren: Mio, mein Mio

FALLBEISPIEL

Hannah verherrlicht Tamino. Ihre Liebe zu ihm bereitet der Therapeutin zunehmend Sorgen. Doch im Laufe der Zeit verflüchtigen sich die Bedenken, da Tamino seinen Interaktionsstil allmählich stärker auf Konfrontation auslegt. Tamino kann auch stur sein. Er kann sich nicht nur anpassen, sondern auch klar seinen Willen äußern. Tamino will Gras fressen. Tamino will jetzt nicht traben. Tamino will jetzt stehen bleiben. Hannah beginnt für verschiedene Persönlichkeitsanteile von Tamino eigene Namen zu finden: „Sir Tamino", „Tami", „Rowdy", „Kröte" oder „Ta Mi No" werden zu unterschiedlichen Spitznamen für unterschiedliche Seiten eines liebevollen aber auch selbstbezogenen Tieres. Die Erweiterung ihrer eigenen inneren Anteile fällt Hannah noch sehr schwer. Wir versuchen, Entsprechungen oder Antagonisten für die jeweiligen Pferdepersönlichkeiten zu finden: „Wenn Tamino ein Rowdy ist, wie muss ich dann sein?" Das ist harte Arbeit für Hannah. Nach und nach entstehen die strenge Hannah, die Hannah, die nein sagt und kränkt, die Hannah, die verzeihen kann, die nachgiebige Hannah und so weiter. Immer wieder kann Hannah nur abwertende Bezeichnungen für sich finden, aber nach und nach gewinnt sie an Souveränität. Der unübersehbare Humor des Pferdes, durch die Therapeutin versprachlicht, erweitert ihren Blick. Langsam macht es ihr Spaß, Charaktere aus Fernsehfilmen und aus unserem Buch „Mio, mein Mio" für sich selbst auszuprobieren. Sie übt, ihren inneren Kritiker zum Lachen zu bringen und hat Freude daran. Doch Tamino bringt Hannah immer wieder an ihre Grenzen. Wenn er etwas nicht will, ringt Hannah mit den Tränen und zieht sich aus der Beziehung zurück. Hannah muss lernen, mit der neuen Situation umzugehen. Sie ist beunruhigt. Sie hat es sehr genossen, als Tamino noch nichts forderte und sich ganz ihren Bedürfnissen anpasste.

Wie kann man Pferde nun sinnvoll in die Traumabehandlung integrieren? Auf welche Weise können die zuvor beschriebenen Effekte und Wirkmechanismen in der Therapie durch konkrete Übungen genutzt werden? Wir versuchen an dieser Stelle gewisse Schwerpunkte zu setzen und die Umsetzung anhand des Fallbeispieles zu erläutern. Dies soll als Anregung für eigene Ideen dienen und nicht als Manual oder Rezept verstanden werden. Ziele kann man unterschiedlich erreichen und das Kapitel soll Lust machen, selbst kreativ zu werden. Die Grundlage dazu bietet der eigene psychotherapeutische und psychotraumatologische Ausbildungshintergrund.

7.1 Einsatzebenen des Pferdes in der Therapie

Diagnostik

Die Art und Weise, wie sich ein Patient einem Pferd nähert und mit ihm interagiert, kann dem Therapeuten Hinweise über Verhaltensmuster geben, die im Rahmen einer konventionellen Diagnostik nicht sichtbar werden. Die klinische Verhaltensbeobachtung kann daher die standardisierte Diagnostik in einer sinnvollen Weise ergänzen, wobei selbstverständlich die Beobachtung eines Patienten in Interaktion mit einem Pferd nicht hinreichend für eine umfassende psychopathologische Diagnostik ist.

Durch das Pferd erweitern sich die Beziehungsebenen und Handlungsmöglichkeiten von Patient und Therapeut. Der Therapeut erhält die Möglichkeit, Interaktionen zu beobachten, ohne dabei selbst involviert zu sein. Gerade zur diagnostischen Verwendung solcher Beobachtungen empfinden wir es lohnenswert, sich mit körperpsychotherapeutischen Verfahren zu beschäftigen.

Wenn Patienten mit dem Pferd interagieren, zeigen sich verschiedene Verhaltensmuster (Fischer 2011). Der Therapeut kann beispielsweise beobachten: Wie nimmt der Patient Kontakt auf zum Pferd? Wie schafft er Nähe, wie Distanz? Gelingt es ihm, gemeinsame Aktivitäten mit dem Pferd aufrechtzuerhalten und sich mit dem Pferd abzustimmen? Wie beendet er die Interaktion? Man kann Patienten auch direkt zu ihren Gedanken und Gefühlen befragen, die während des Umgangs mit dem Pferd entstehen. Häufig fällt es den Patienten leichter, ihre Gedanken und Gefühle im direkten Beziehungsgeschehen wahrzunehmen, als wenn sie sich eine vergangene Situation vorstellen sollen. Ebenfalls hilfreich sind Fragen wie: „Was denken Sie, wie das Pferd sich gerade fühlt?“, „Was für eine Persönlichkeit hat dieses Pferd?“ oder „Was denken Sie, warum hat das Pferd so reagiert?“ Das Pferd dient dabei als Projektionsfläche und ermöglicht es den Patienten, ihre Gedanken und Gefühle zu externalisieren und sie dadurch sich selbst und dem Therapeuten zugänglich zu machen.

Vielen Patienten fällt es schwer, über Gedanken und Gefühle zu sprechen. Sei es, weil sie wenig Zugang zu ihrer eigenen Gefühlswelt haben oder weil sie diese nicht verbalisieren können. Dies ist bei Patienten mit einer Traumafolgestörung häufig der Fall. Aber auch bei Patienten mit kognitiven Einschränkungen, Patienten mit Sprachstörungen oder Patienten, die schlicht zu Beginn der Therapie noch viel Beschämung empfinden, wie es beispielsweise bei Hannah der Fall war. Die Beobachtung kann in solchen Fällen Gesprochenes ersetzen und ist für den Therapeuten somit ein wichtiges Hilfsmittel. Dieser Weg hilft den Patienten, selbst auf ihre eigenen Verhaltensmuster aufmerksam zu werden. Beispiele für mögliche diagnostische Fragestellungen sind:

- Welche Gefühle, Gedanken und Handlungsimpulse werden beim Patienten ausgelöst, wenn das Pferd auf ihn zukommt?
- Welche Gefühle, Gedanken und Handlungsimpulse werden beim Patien-

ten ausgelöst, wenn das Pferd nicht auf ihn zukommt, ihn nicht beachtet oder sich gar von ihm abwendet?
- Welche Gefühle, Gedanken und Handlungsimpulse werden ausgelöst, wenn das Pferd nicht kooperiert?
- Wie sicher/unsicher tritt ein Patient einem Pferd gegenüber auf? Wie ist sein Gang, seine Aufrichtung, sein Blick, sein Fokus? Auf welche Art drückt er Sicherheit oder Unbehagen aus?
- Inwiefern hat der Patient das Bedürfnis nach Kontrolle in der Beziehung und möchte die Führung übernehmen? Oder ist er froh, wenn das Pferd ihm die Entscheidungen abnimmt?
- Wieviel Raum kann oder muss der Patient für sich beanspruchen?
- Kann sich der Patient abgrenzen, indem er ein Pferd beispielsweise zurückweist?
- Hat der Patient den Wunsch nach körperlicher Nähe und kann er diese auch zulassen?
- Hat der Patient Zugang zu seinem Körper? Spürt und formuliert er Empfindungen?
- Wie fühlt sich der Patient mit dem Pferd und wie mit mir als Therapeut?
- Erkennt der Patient Bedürfnisse des Pferdes? Kann er auf diese eingehen oder finden Grenzüberschreitungen statt?

Bereits in einer vermeintlich simplen Interaktion, wie beispielsweise der Begrüßung eines Pferdes auf der Weide, zeigen sich kognitive Muster, Interaktionsstile und emotionale Reaktionen der Patienten in Bezug auf Bindungsthemen. Es ist sehr verschieden, wie Patienten den ersten Umgang mit dem Pferd gestalten. Viele Patienten kommentieren spontan, was das Pferd aus ihrer Sicht denkt und versuchen, das Verhalten des Pferdes zu erklären. Darin lassen sich Bewertungsprozesse und Einstellungen der Patienten ablesen, denn die Einschätzung des Verhaltens des Pferdes wird natürlicherweise von den Patienten an ihre bestehenden Interaktionserfahrungen angepasst und es reflektieren sich Wünsche darin.

Spannend sind Aufgabenstellungen, in der sich der Patient vom Pferd abgrenzen und dieses beispielsweise von sich wegschicken soll. Darin lässt sich ablesen, ob Patienten es aushalten, Raum für sich zu beanspruchen, auf welche Art sie dies tun und was dies emotional bei ihnen auslöst. Diese Aufgabe sollte man sorgfältig einsetzen und nicht überstrapazieren, um die Pferde nicht zu oft vor den Kopf zu stoßen. Denn Pferde können durch eine solche Zurückweisung des Patienten durchaus nachhaltig gekränkt sein.

Es kann weiter sehr aufschlussreich sein, zu beobachten, wie viel Allianz der Patient mit dem Therapeuten und wie viel Allianz er mit dem Pferd benennt. Oder wie die Patienten den Beziehungsaufbau zum Pferd im Vergleich zum Beziehungsaufbau mit dem Therapeuten gestalten. Es kommt vor, dass Patienten sich zu Beginn der Therapie die Hilfe des Therapeuten holen, um mit dem Pferd in Beziehung zu kommen. Bei Hannah war das anders: Sie entwickelte sehr schnell eine enge Beziehung zu „ihrem" Pferd Tamino, während die Therapeutin zunächst noch ausgeschlossen blieb. Gegenüber Tamino war sie ein anderer Mensch und verhielt sich völlig anders als in den Vorgesprächen oder in den Reflexionen mit der Therapeutin während den Therapiestunden. In der Beziehung mit der Therapeutin war Hannah sehr zurückgezogen. Es war ihr viele Stunden unmöglich, überhaupt etwas zu sagen. Tamino gegenüber trat Hannah von Beginn an forsch und fordernd auf. Auch die Aufgaben, die sie gestellt bekam, führte sie motiviert und meist in passender Kooperation mit dem Pferd aus.

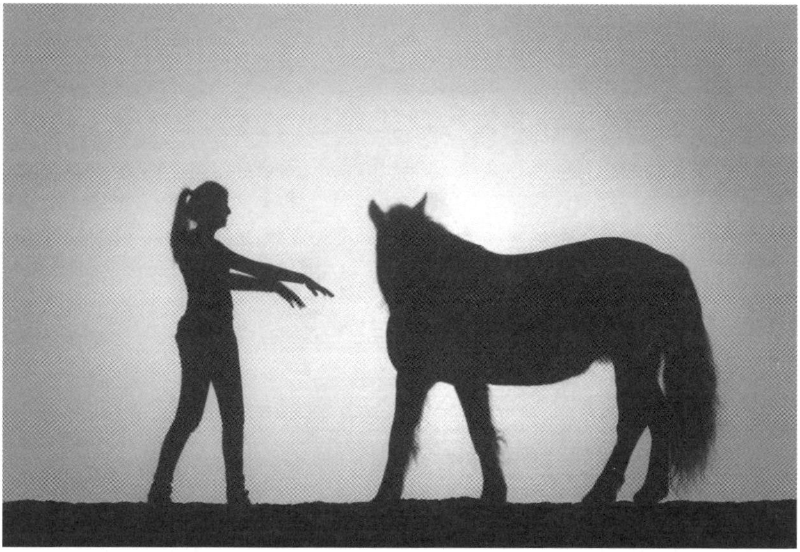

Noch komplexer wird es, wenn man auch die Reaktionen des Pferdes für die Diagnostik hinzuzieht. Diese Methode birgt großes zusätzliches Potential. Wer achtsam das Verhalten eines gut ausgebildeten Pferdes beobachtet, der taucht ein in eine Welt fernab menschlicher Definitionen und Normen, in der das Pferd sein Verhalten lediglich aufgrund seiner eigenen Erfahrungen und Einschätzungen abstimmt.

Konkrete Rückmeldungen des Pferdes, auf die der Therapeut achten kann, sind: die Stellung der Ohren in Relation zum Kopf, die Augenpartie, der Lidschluss (Häufigkeit und Dauer), die Bewegung der Augen, der Anspannungsgrad der Nüstern, die sich auf die sichtbare Form der Nüstern auswirkt, der Atmungskanal oberhalb der Nüstern, die Falten um die Nüstern, der Anspannungsgrad der Ober- und der Unterlippe, die Stellung des Maulspalts, der Öffnungsgrad des Mauls, der Anspannungsgrad der Wangenmuskulatur sowie die Art, die Tiefe und der Rhythmus der Atmung.

Die körpersprachliche Rückmeldung der Pferde auf die Patienten kann durchaus divergieren mit dem Bild, das der Therapeut vom Patienten hat. Sie sorgt für Überraschungen und liefert wertvolle diagnostische Hinweise. Bei Hannah wäre in einem herkömmlichen therapeutischen Setting wohl niemand auf die Idee gekommen, dass so viel Klarheit und Selbstbestimmung in dieser zarten, jungen Frau stecken. Hannah wurde von Tamino von der ersten Stunde an ernst genommen und war spielend im Stande, ein 500 Kilogramm schweres Pferd zu managen.

Grundlage für die therapeutische Arbeit

Notizen aus Hannahs Heft

Ich bin also Hannah. Meine Geschichte zu erzählen, fällt mir schwer. Es ist so, dass Sie geschockt sein werden, weil keiner sowas in echt kennen will, keiner will mit sowas zu tun haben und das ist genau der Grund, warum ich brauche, dass ein Pferd an meiner Seite sein kann, nachdem kein Mensch das sein will.

Die Pferde sind so gesehen meine Lebensrettung, weil sie eben die Geschichte nicht kennen oder das was sie spüren einfach so nehmen wie's ist. Also Tamino ist halt so, nicht alle Pferde, er ist der erste, den ich einen echten FREUND nennen würde, er ist mein Partner gewesen, das letzte Jahr und zu denken, dass ich ihn nicht wiedersehe macht mir ULTIMATIV Angst. Ich will kein Mitleid, oder vielleicht doch, vielleicht will ich auch schockieren: Mein VATER hat sich erhängt, er wollte das ich ihn finde, ich glaub es hat mich erschreckt.

Ich rede nicht viel, das Leben ist beschwerlich, ich weiß nicht, wie ich vorankommen werde, aber ich will leben!

Pferde sind Tiere, die einen Tragen, vielleicht auch ertragen und die einem Flügel verleihen, das stimmt echt, ist nicht so dahingesagt, sie geben einem die Würde zurück. Ich glaub die Würde ist mein größtes Problem und das Erwachsensein. Was auch Vorteile hat!

Es ist nicht so leicht mit schwerem Start, weil man in sich selbst aneckt, und sich zum Freund werden, kann man einfach besser zu Pferde!

Das Pferd ist ein wichtiger Baustein im Fundament, auf dem eine Therapie aufgebaut werden kann: Es motiviert die Patienten für eine Therapie und bietet ihnen einen Einstieg in einen Beziehungsaufbau. Ein erster Schritt in diesen Beziehungsaufbau kann schon nur in der Beobachterrolle stattfinden. Wir haben gesehen, dass im Beziehungsdreieck Therapeut-Patient-Pferd der Therapeut die Möglichkeit hat, den Patienten in Interaktion mit dem Pferd zu beobachten. Dasselbe gilt auch andersrum: Der Patient kann auch die Interaktion zwischen Therapeut und Pferd beobachten. Auf diese Weise können Beziehungserfahrungen gemacht werden, ohne dass der Patient diese bereits bei sich selbst zulassen können muss. Die Patienten erleben den Therapeuten im Idealfall als feinfühliges Gegenüber, das auf die Bedürfnisse des Pferdes eingeht und vertrauenswürdig ist. Darauf aufbauend kann der Patient ebenfalls eine Beziehung zum Pferd und auch eine Beziehung zum Therapeuten entwickeln. In diesem Zusammenhang sind die Ergebnisse einer Studie mit autistischen Kindern spannend. Die Resultate basieren auf der sozialen Rivalitätstheorie und zeigen, dass die Kinder stärker an einer Beziehung mit dem Therapeuten interessiert sind, je mehr sich dieser mit dem anwesenden Therapiebegleithund und nicht mit ihnen beschäftigt (Grandgeorge et al. 2017).

Die eigentliche Grundlage für den Aufbau der Beziehung zum Pferd jedoch bildet die Begegnung zwischen Patient und Pferd. Sie sollte durch den Therapeuten so gestaltet werden, dass eine Beziehung entstehen kann. Der Patient braucht genügend Raum und Zeit, um sich auf das Pferd einzulassen, es kennen zu lernen und gegenseitiges Vertrauen entstehen zu lassen. Allzu oft ist man als Therapeut sofort mit Übungen und Aufgaben zur Stelle. Dabei genügt es für dieses Ziel häufig, wenn man als Therapeut beobachtend zur Seite steht und den Patienten Raum für eigene Ideen der Annäherung lässt und ihnen die Freiheit gibt, nach Möglichkeiten für gemeinsames Tun zu suchen. Für gewisse Patienten kann dies jedoch auch eine Überforderung darstellen. Sie brauchen klare Hilfestellungen oder Aufgaben, um in Beziehung mit dem Pferd zu kommen. Hier lohnt es sich, als Therapeut feinfühlig zu beobachten, was die jeweiligen Patienten brauchen und was dem Beziehungsaufbau zwischen Patient und Pferd dient. Es soll ein Kompromiss gefunden werden zwischen einer gezielten Anleitung, wie man mit dem Pferd umgeht und genügend Freiheit, innerhalb der die Patienten ausprobieren dürfen.

Wir erleben es als äußerst hilfreich, wenn Rituale für den Beziehungsaufbau eingeführt werden. So ist beispielsweise die Begrüßung und Verabschiedung des Pferdes eine wunderbare Möglichkeit, die Beziehung zwischen Patient und Pferd zu stärken (Gäng 2016). Mit Hannah haben wir jeweils zu

Beginn der Therapie Tamino in der Herde gerufen und beobachtet, wie er reagiert. Kommt er sofort freudig? Oder fällt es ihm heute schwer, sich von den Freunden oder vom Futter zu trennen? Anschließend nahm Hannah sich Zeit für eine stille Begrüßung, indem sie Tamino immer erst ihre Hände und Arme abriechen ließ. Zudem durfte Hannah sich in jeder Stunde überlegen, wie sie sich am Ende bei Tamino bedanken und ihm etwas Gutes tun kann.

Wir arbeiten meist ohne Futterbelohnung, da sie bei vielen Pferden rasch zu Fehlverhalten führt. Die meisten Pferde mögen es, wenn man sie krault oder massiert. Tamino jedoch mag so engen Körperkontakt nicht. Hannah hatte oft sehr kreative Ideen, was man alles probieren könnte, um Tamino einen tiefen Atemzug, ein Abkauen, Seufzen, Gähnen oder ein fröhliches Blubbern als Zeichen großer Freude und Entspannung zu entlocken. Ab und zu hat sie ihm von ihrem Geld Karotten gekauft, die sie Tamino in Form eines Suchspiels oder am Ende der Stunde in einer Schüssel reichte. Das häufigste Ritual von Hannah und Tamino war, still nebeneinander zu stehen und tief zu atmen, während Hannahs Hände flach auf Taminos Rippen lagen. Dabei ließ Tamino den Kopf fallen, kaute spontan ab und seufzte hörbar. Als Endpunkt der Therapieeinheit diente jeweils das Lesen einiger Zeilen im Buch „Mio, mein Mio“.

Es ist wichtig, dass der Therapeut Freude daran hat, wenn das Pferd eine enge Beziehung mit einem Patienten eingeht und intime Momente zwischen diesen beiden entstehen. Es ist deshalb hilfreich, wenn man sich Gedanken dazu macht, ob es einem schwerfallen könnte, das Pferd mit Patienten zu teilen. Dieser Punkt sollte reflektiert werden, insbesondere wenn man mit eigenen Pferden arbeitet, da sich leicht maligne Triangulierungserfahrungen in Form von Neid und Eifersucht reinszenieren oder indem sich zwei Interaktionspartner gegen einen Dritten zusammenschließen.

Therapeutische Technik

Der Kontakt und die Interaktion mit dem Pferd kann auch gezielt im Sinne einer therapeutischen Technik eingesetzt werden. So kann in der Interaktion mit dem Pferd beispielsweise gelernt werden, Gefühle zu interpretieren, Kognitionen zu verändern oder neues Verhalten einzuüben. Oder es können Übungen im Rahmen eines Selbstsicherheitstrainings, eines Trainings sozialer Kompetenzen oder zur Schulung des Körpergefühls gemacht werden.

Gerade bei den therapeutischen Techniken gibt es deutliche schulenspezifische Unterschiede. Ein Verhaltenstherapeut wird das Pferd in einer anderen Art und Weise einbinden als ein analytisch ausgebildeter Psychotherapeut. In diesem Buch beschränken wir uns auf die Darstellung einiger Möglichkeiten, wie das Pferd im Rahmen der Traumatherapie eingesetzt werden kann.

7.2 Therapeutische Techniken

Notizen aus Hannahs Heft

Da hab ich, dich zum 1. Mal gesehen. Es war meine aller 1. Woche bei der Pferde-Therapie, & der 2. Tag, von dieser Woche. Am Anfang Trainierten wir Sachen, die viel miT lenken zu Tun haTTen. Ich fand dich da schon voll süss, aber ich häTTe nichT daran gedachT, dass du mir mal so viel KrafT geben könnTesT.
Im Laufe der nächsTen STunden lernTe ich immer selbsTändiger zu werden. Nur irgendwie machTe meine TherapeuTin einen zu grossen SchriTT auf mich zu & ich flüchTeTe mich einen riesen SchriTT zurück. Leider passierTe das auch bei uns. Du konnTesT kein verTrauen fassen weil ich kein verTrauen in mich selbsT hatTe. Zum Glück bemerkTe ich die SiTuaTion. Ich lernTe schnell alleine zu Trabben & ich war unglaublich STolz, meinem Ziel einen SchriT näher gekommen zu sein.

Je nach Behandlungsansatz gibt es unterschiedliche therapeutische Techniken innerhalb der Traumatherapie. Wir empfinden es als hilfreich, wenn man in gewissen Fällen einige dieser Techniken losgelöst vom Pferd einsetzt, um sicherzustellen, dass alle notwendigen Schritte für eine bestmögliche Behandlung von Traumafolgestörungen durchgeführt werden. Viele der Techniken lassen sich jedoch sehr gut mit dem Pferd kombinieren oder ergänzen.

Therapiebeginn

Notizen der Therapeutin: 19. September

Leichter Wind, Wolken, Sonne, recht frisch, aber sehr angenehm draußen. Tamino ist gut gelaunt und aktiv in seinem unentwegten Bemühen, mit Hannah in Kontakt zu sein. Er zeigt sehr viel sanfte Gelassenheit und Zugewandtheit, obwohl Hannah oft, von außen betrachtet, viel herumkommandiert und kaum Beziehungsantworten entgegenbringt.
Hannah kommt seit Anfang September in die Therapie, spricht aber kaum. Sie verherrlicht ihr Pferd, während ich als Therapeutin ein notwendiges Übel bin. Ich bemerke ihre Unlust „meinen" Zielen gegenüber. Es ist anstrengend mit dieser jungen Frau, weil sie kaum kommuniziert und trotzdem indi-

rekt so viel einfordert. Sie ist zart und löst in mir das Bedürfnis zu helfen aus und gleichzeitig so viel Ärger und Aggression. Sie kann keine Hilfe zulassen und will alles ausschließlich alleine machen. Dies bedeutet ein ständiges Ringen und Abwägen und eine ständige Gratwanderung. Ich will sie vor den Risiken im Umgang mit Tamino, aber auch Tamino selbst schützen und gleichzeitig meine therapeutischen Ziele umsetzen. Tamino hilft mir, nimmt mir viel Arbeit ab und erlaubt es mir, leichter auf Hannah zuzugehen, indem er sie so liebevoll einbindet.

Auf welchem Weg die Patienten zu einer pferdegestützten Traumatherapie überwiesen werden, ist verschieden und hängt auch vom jeweiligen Setting ab. Wichtig ist ein Vorgespräch mit den Patienten, bei Kindern und Jugendlichen gemeinsam mit deren Eltern. Im Vorgespräch werden Ziele und Erwartungen gemeinsam besprochen. Der Therapeut kann dabei auch erklären, was die Methode der pferdegestützten Arbeit genau beinhaltet. So ist es beispielsweise angebracht zu erklären, dass es nicht ums Reiten lernen geht, sondern dass die Interaktion mit dem Pferd ein Mittel darstellt, um therapeutische Ziele zu erreichen. Ebenfalls sollten Vorerfahrungen mit Tieren und Pferden sowie Kontraindikationen, wie beispielsweise Allergien oder Einschränkungen des Bewegungsapparates, erfragt werden.

Vor allem bei Kindern und Jugendlichen mit Traumafolgestörungen sind häufig mehrere Fachpersonen involviert (Lehrpersonen, Schulsozialarbeiter, Kinderärzte, Psychologen, Logopäden und andere). Eine gute Zusammenarbeit mit den vorbehandelnden und parallel involvierten Stellen ist für das Gelingen der Therapie wichtig. Gerade wenn die pferdegestützte Therapie als stabilisierende und integrierende Maßnahme parallel zu einer konventionellen psychotherapeutischen Behandlung eingesetzt wird, ist ein Austausch mit dem behandelnden Psychotherapeuten anzustreben.

Zu Beginn ist eine standardisierte generelle wie auch traumazentrierte Diagnostik wichtig. Sie schafft einen Überblick über die Symptome sowie die Art und das Ausmaß der erlebten Traumatisierungen. Diese Informationen sind wertvoll, um den Einsatz des Pferdes gut planen zu können und beispielsweise etwaige Trigger im Vorfeld zu kennen. Das Erfassen von komorbiden Störungsbildern ist hierzu ebenso wichtig wie auch das Explorieren von Ressourcen.

Nach den Abklärungen im Vorfeld steht in einem zweiten Schritt der Aufbau der therapeutischen Beziehungen im Fokus: Der Patient nimmt Kontakt mit dem Pferd auf und parallel dazu entsteht auch eine Beziehung zwischen Therapeut und Patient. Für die erste Kontaktaufnahme zum Pferd sollte überlegt werden, welches Setting für den Patienten stimmig ist. Ist eine Beobachtung der Pferdeherde hinter dem schützenden Zaun sinnvoll? Soll es eine freie Begegnung zwischen Patient und Pferd in einem abgegrenzten Raum sein oder eher eine kontrollierte Begegnung, wobei der Therapeut das Pferd an Halfter und Strick führt? Lässt man den Patienten wählen, mit welchem Pferd er arbeiten möchte oder wird das Pferd vom Therapeuten ausgesucht?

Der Prozess des Beziehungsaufbaus wird durch den Therapeuten begleitet. Immer wieder erleben Patienten mit Traumafolgestörungen es als Ablehnung, wenn das Pferd seine Aufmerksamkeit nicht komplett auf sie richtet. Die Überzeugung, die Welt nicht beeinflussen zu können, führt häufig dazu, dass Patienten Mühe haben zu beurteilen, ob das Verhalten anderer etwas mit ihnen zu tun hat oder nicht. Es fällt ihnen schwer, zu sehen, dass das Pferd gerade andere Bedürfnisse hat, sich dies aber nicht gegen sie als Person richtet. In solchen Situationen hat der Therapeut mehr Spielraum, auf die Patienten einzugehen und kann eine anfängliche Verunsicherung überbrücken. Zu spüren, wann sich die eigenen Bedürfnisse mit den Interessen des Pferdes decken und wann man die Grenzen des Pferdes respektieren muss, ohne dies als Kränkung zu empfinden, ist für Patienten mit Traumafolgestörungen eine wichtige Übung.

Ein festes Begrüßungs- und Abschiedsritual zwischen Patient und Pferd hilft, Struktur und Sicherheit im Umgang mit dem neuen „Partner“ zu schaffen und führt zu einem schnelleren Beziehungsaufbau (Kap. 7.1).

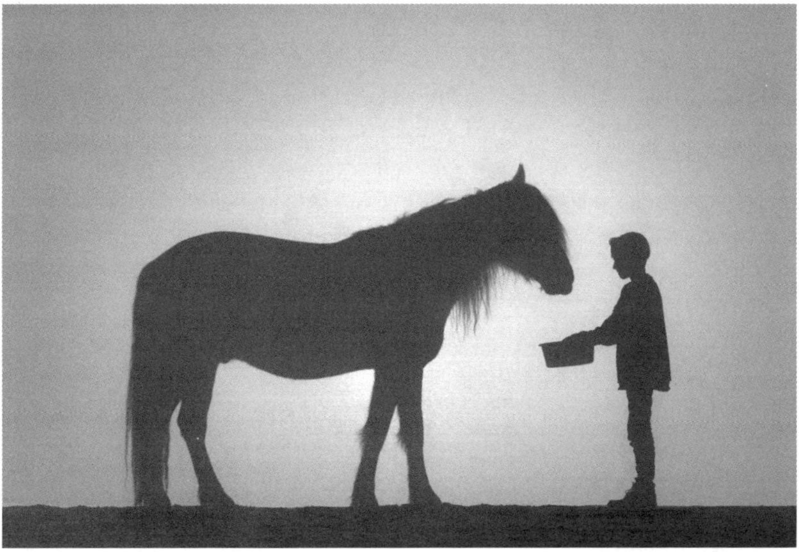

Ebenfalls in der Anfangsphase soll der Patient den Therapieort kennen lernen und sich mit dem „Therapieraum" mit Stall, Sattel- und Futterkammer, Auslauf, Halle und Weiden vertraut machen.

Grundlegende Elemente

Notizen der Therapeutin: 3. Oktober

Heute ist Hannah alleine auf Tamino in der Bahn geritten. Ich weiß, dass ich mich auf Tamino verlassen kann, aber es ist ungewöhnlich und eigentlich für mich zu früh. Es ist aber der einzige Wunsch, den Hannah laut und deutlich sprachlich kommuniziert: „Du bleibst bitte hier stehen. Ich will alleine mit Tamino reiten". Meine Strukturierung der Stunden, der Wochenbericht zu Beginn, das Kommunizieren der Regeln sowie die Rückschau auf die Stunde am Ende, erträgt sie mit Schweigen, ohne Kommentar, jede Woche. Meine Vorschläge für therapeutische Ziele und konkrete Übungen ignoriert sie ebenso und beendet diese mit dem Wunsch: „Ich will Reiten üben und du bleibst am Rand."

Ich habe heute auf einem Flipchart Zeiten innerhalb der Stunden festgelegt, in denen Hannah „bestimmen" darf und in denen ich „bestimmen" darf. Sie hat zugestimmt. Ich bin gespannt, wie wir das umsetzten werden.

Taminos Bedürfnis nach Bewegung am Ende der Stunde hilft mir als Therapeutin sehr, da wir dadurch gemeinsam nach den Therapieeinheiten die Schwere abschütteln können, die Hannah umgibt.

Strukturen und Verlässlichkeit sind wichtig für die Arbeit mit Menschen mit einer Traumafolgestörung. Die Therapie sollte zeitlich und räumlich konstant sein: Die Therapieeinheiten sollten beispielsweise jeweils am selben Wochentag zur selben Uhrzeit stattfinden; auch ein konstanter Treffpunkt und Ort der Verabschiedung ist hilfreich. Rituale vermitteln den Patienten Sicherheit und man kann sie sehr gut in die pferdegestützte Arbeit einbauen – auch, weil Pferde durch Wiederholung, Konstanz und Rituale selbst Sicherheit empfinden.

Bei Hannah war eine ganze Reihe von Ritualen fest in der Therapie verankert: Wir ritten immer den gleichen Weg, lasen in jeder Stunde im Buch „Mio, mein Mio" von Astrid Lindgren sowie aus Hannahs eigenem Notizheft und es gab ein festes Begrüßungs- und Abschiedsritual zwischen Hannah und Tamino. Zur Begrüßung rief Hannah Tamino zu sich her und ließ sich die Hände abriechen und bei der Verabschiedung stand sie still neben ihm und beide atmeten gemeinsam. Aber auch das Putzen und Vorbereiten von Tamino sowie erarbeitete Entspannungs- und Emotionsregulationsübungen gehörten dazu. Hannahs Lieblingsübung war es, sich bäuchlings rückwärts auf Tamino zu legen, ihre Arme hängen zu lassen und Taminos Atembewegungen nachzuspüren.

Die in der Therapie gemachten Erfahrungen müssen in den Alltag der Patienten übertragen und integriert werden. Dafür sollte während der gesamten Therapiephase genügend Platz eingeräumt werden. Es ist dabei wichtig, dass in den Therapiesitzungen Erlebnisse und Situationen aus dem Alltag der Patienten bearbeitet werden, die durch das Mitbringen von Gegenständen (beispielsweise Fotos) konkretisiert werden können. Andererseits ist es hilfreich, den Patienten etwas aus der Therapiesitzung mit nach Hause zu geben: Das können „Hausaufgaben" in Form von Selbstbeobachtungsaufgaben oder Übungen und Verhaltensexperimente sein. Aber auch emotional aufgeladene Gegenstände, welche die Verbindung zum Pferd auch außerhalb der Therapie aufrechterhalten, sind wertvoll und insbesondere bei Kindern und Jugendlichen sehr beliebt. Man kann dazu Fotos des Pferdes, aber auch Gegenstände aus dem Umfeld des Pferdes wie eine selbst gefundene Feder auf der Pferdeweide, ein schöner Stein oder Schweif- und Mähnenhaare verwenden. Der Kreativität der Patienten und Therapeuten sind hier keine Grenzen gesetzt.

Wir erleben es als hilfreich, das Pferd als imaginären Begleiter zu installieren, der den Patienten im Alltag stärkt und trägt oder zu ihm spricht. So hatte Hannah beispielsweise immer einen Stein in ihrer Hosentasche, den wir bei einem Ausritt gefunden hatten. Dieser Stein erinnerte sie in schwierigen Situationen an ihre Selbstinstruktionen („ich schaffe das", „ich kann mir vertrauen", „ich habe Würde und Kraft") und gab ihr Halt, wenn sie ihn zwischen den Fingern spürte. Später erweiterte Hannah ihre Symbole: Sie flocht sich selbst ein Armband aus Taminos Schweifhaaren und nahm sich in einem Polsterüberzug Heu mit nach Hause. Auch das Buch „Mio, mein Mio" sowie ihr Notizheft wollte Hannah immer mit nach Hause nehmen und setzte sich gegen den Wunsch der Therapeutin, die Gegenstände am Therapieort zu lassen, durch. Sie vergaß tatsächlich kein einziges Mal, das Buch und das Heft zur Stunde mitzubringen. Hannahs Notizheft war ein einfaches Ringbüchlein, in das sie Texte an Tamino schrieb, Zeichnungen von ihm machte, aber auch ein Foto der gelegten Lebenslinie sowie die einzelnen Narrative einklebte oder sonstige wichtige Dinge aus dem Therapiealltag festhielt.

Notizen aus Hannahs Heft

Mein Lieblingssatz: MUT IST, den Möglichkeiten mehr Glauben zu schenken als dem erlebten

Psychoedukation

Notizen der Therapeutin: 17. Oktober

Wir machen langsam Fortschritte. Heute hatte Hannah Frust wegen ihrer Schule und der Betreuerin in der Wohnung und spricht in der Wochenrückschau indirekt über ihre Defizite. Ich gebe ihr zu verstehen, dass ich schon viele junge Frauen in ihrem Alter begleitet habe und sie sich sicher sein kann, dass es leichter wird. Dass ich weder etwas weitererzähle, noch sie den Therapieplatz hier verliert und dass wir irgendwann, wenn sie bereit ist, gemeinsam den Scherben, der noch in der Wunde steckt und immer wieder Schmerzen bereitet, herausziehen werden. Sie reagiert unerwartet und erwidert: „Ich weiß, dass ich nie mitmache, macht Sie sauer. Danke, dass ich trotzdem willkommen bin." Das war vermutlich der längste Satz seit Beginn ihrer Therapie.

Tamino etabliert mit meiner Hilfe ein nonverbales System, mit dem er mit Hannah kommuniziert. Wenn Hannah etwas will, hält er oft an, dreht sich zu ihr und macht erst weiter, wenn sie ihn aktiv wahrnimmt und auf ihn eingeht. Er beginnt nun auch, sich ihr ab und zu zu widersetzen und berührt sie vermehrt mit Nase und Schulter. Sie lehnt sich kurz und flüchtig, aber immer öfter, an ihn an oder umarmt seinen Hals spontan, wenn ihr etwas gelungen ist. Ich hebe in Sprache, was ich sehe und lobe Hannah viel verbal, was Tamino mindestens so freut wie sie. Dann spitzt er die Ohren, sieht mich an, hebt den Kopf leicht und atmet sanft durch.

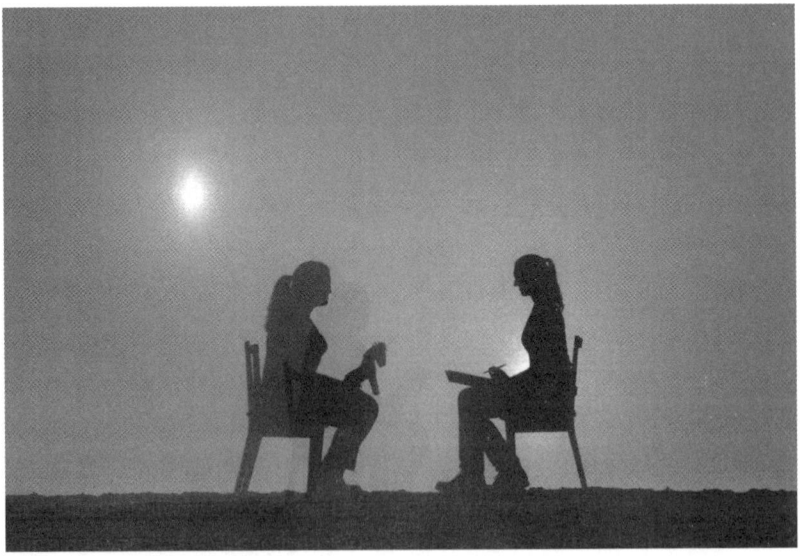

Innerhalb der Psychoedukation wird einerseits Wissen zum spezifischen Trauma und andererseits Wissen zur Traumareaktion vermittelt. Zudem werden der Ablauf und das Setting der Therapie wie auch die Inhalte und deren Wirkweise mit den Patienten besprochen.

Beim Thema der menschlichen Reaktionen auf das Erleben eines Traumas ist der Einbezug von Pferden sehr hilfreich. Denn Pferde sind selbst Fluchttiere (Kap. 5.3) und nicht selten kommt es vor, dass Pferde selbst traumatisiert sind, indem sie beispielsweise beim Vorbesitzer geschlagen worden sind. Die Geschichte und der Werdegang solcher Pferde berührt und fasziniert viele Patienten. Sie können sich damit identifizieren und dadurch einen ersten Schritt auf dem Weg vom Opfer zum Überlebenden nehmen. Zudem kann über die natürliche Flucht- oder Erstarrungsreaktion der Pferde das Verhalten der Patienten exploriert und normalisiert werden. Die Symptomcluster, wie auch die Entstehung dieser Symptome und die Bedeutung von Triggern, kann man daran einfach verständlich machen, denn fast jedes Pferd hat seine eigenen Trigger und reagiert darauf, obwohl es aktuell keinen Grund mehr dazu hätte.

Hannah hat sich immer sehr dafür interessiert, warum Tamino sich vor bestimmten Dingen fürchtete und es beispielsweise nicht mochte, in einem engen Raum ohne Fluchtmöglichkeit zu sein. Besonders berührt hat sie, dass ein so großes und starkes Pferd sich plötzlich fürchtete, über eine neue, knisternde Plane zu gehen. Und es machte ihr Mut, dass Tamino diese Angst sehr schnell durch Entspannungstechniken und einiges Üben überwinden konnte.

Stabilisierung

„Der Wald der Dunkelheit", sagte ich zu Jum-Jum. „Der Wald der Dunkelheit – dort will ich jetzt hin." Da wieherte Miramis, und wild erklang das Echo von den Bergwänden. Dann schwebte Miramis leicht durch die Luft, dem Mondscheinwald am Fuß des Berges entgegen. Und aus dem Wald stieg es auf, als wieherten hundert Pferde in der Nacht.

Astrid Lindgren: Mio, mein Mio

FALLBEISPIEL

Hannah hat Mühe, sich selbst zu spüren. Sie versuche, alles „wegzudrücken", sagt sie. Sie probiert, möglichst nicht zu denken und nicht mit Menschen zu sprechen. Sie hat sich beigebracht, zu dissoziieren, sich „wegzubeamen". Immer wieder wird sie jedoch von Gedanken und Gefühlen heimgesucht, die sie kaum aushält. Spannung reguliert sie, indem sie sich auf den Finger beißt, bis die Haut platzt und sie blutet. Zusammen mit Tamino gelingt es ihr, Entspannungsübungen zu machen. So lernt Hannah, ihre Anspannung und ihre Emotionen zu regulieren. Viel Spaß machen ihr Atemübungen, in denen sie in unterschiedlichen Positionen ihren Atem mit demjenigen von Tamino abstimmt. Auf diese Weise wird sie immer besser darin, auf ihren Atem zu achten und diesen aktiv zu beeinflussen. Sie merkt auch, dass das Traben und Galoppieren eine sehr aktivierende Wirkung hat. Es hole sie zurück, sagt sie. Eine Runde im Trab oder im Galopp nutzen wir daher als reorganisierende und stabilisierende Übung. Sie wird uns später bei der eigentlichen Traumabearbeitung helfen.

Die Ziele und Inhalte der Stabilisierungsphase sind in Kapitel 2.3 beschrieben. Darin wird klar, dass die soziale und körperliche Stabilisierung Voraussetzung für die Aufnahme einer pferdegestützten Traumatherapie und nicht Gegenstand der Intervention ist. Übungen zur affektiven Stabilisierung hingegen können sehr gut während der Stabilisierungsphase vor der eigentlichen Aufnahme einer Traumabehandlung wie auch parallel dazu aufgebaut und eingesetzt werden.

Pferdegestützte Therapie kann insofern grundsätzlich als stabilisierende Maßnahme eingesetzt werden, als dass sie für viele therapiemüde Menschen eine Möglichkeit darstellt, überhaupt wieder Zugang zu einem therapeutischen Setting zu finden. Gerade bei Menschen mit komplexen Traumatisierungen kann es manchmal lange dauern, bis eine traumazentrierte Therapie möglich wird. Das Ziel ist somit, den Patienten im Kontakt mit dem Pferd einen Zugang zu sich selbst und ihrem Körper zu ermöglichen und ihr Selbstvertrauen wie auch Vertrauen in ein therapeutisches Setting aufzubauen.

Entspannung

In einem ersten Schritt werden den Patienten die Vorgänge im Körper, die Anspannung und Entspannung auslösen, erklärt. Darauf aufbauend können dann Übungen vermittelt werden, mit denen die Patienten lernen, sich zu entspannen. Es ist immer wieder interessant zu beobachten, wie wenig Patienten sagen können, was ihnen helfen würde, gleichzeitig aber gute Ideen haben, wie man dem Pferd dabei helfen könnte, sich zu entspannen. Auch die Beobachtung von Anspannung und Entspannung am Pferd ist für viele Patienten hilfreich, um einen Übertrag auf ihren eigenen Körper zu machen.

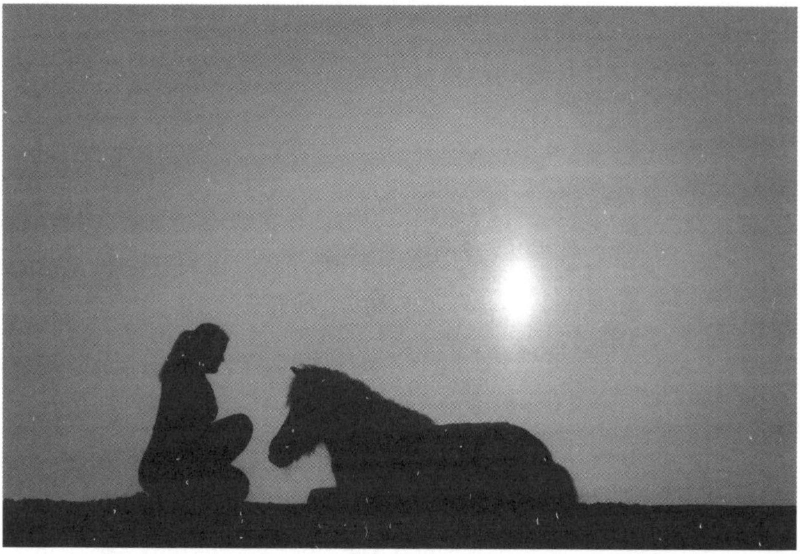

Es gibt zahlreiche Möglichkeiten, Übungen zur progressiven Muskelrelaxation oder Atemübungen in die pferdegestützte Therapie einzubauen. Viele Patienten genießen die Übung, bei der sie ihren eigenen Atem mit dem Atem der Pferde in Einklang bringen (Kap. 5.3). Dies kann entweder aus Distanz vom Boden aus geschehen oder indem der Patient seine Hand an den Bauch des Pferdes hält und die andere an seinen eigenen Bauch oder aber indem der Patient sich an das Pferd lehnt und sein Ohr an den Pferdebauch hält. Sitzt der Patient auf dem Pferderücken, lassen sich Atemübungen sehr gut mit dem Takt des Schrittes der Pferde verbinden, indem man die Schritte mitzählt und dabei darauf achtet, dass die Phasen der Ausatmung immer länger sind als die Phasen der Einatmung. So kann man beispielsweise im Takt der Pferdehufe immer drei Schritte lang ein- und vier Schritte lang ausatmen (diese Übung muss je nach Schrittlänge und Schrittfrequenz des Pferdes individuell angepasst werden). Dadurch reduziert sich die Herzfrequenz und man kommt zur Ruhe.

Man kann mit den Patienten auch einüben, das Pferd zum Abschnauben oder tiefen Ausatmen zu bringen, indem man selbst „abschnaubt" und so tiefe Atemzüge trainiert. Für das Abschnauben braucht es eine vorangehende Anspannung. Über diesen Mechanismus können Patienten den Zusammenhang zwischen Anspannung und Entspannung einfach nachvollziehen.

Auch ein Trab oder Galopp kann die Entspannung fördern. Dabei erhöhen die Patienten den Tonus und fühlen sich nachher lockerer. Dies ist vergleichbar mit der progressiven Muskelrelaxation, bei der die gezielte Anspannung von Muskelgruppen dazu genutzt wird, die anschließende Entspannung deutlicher wahrzunehmen.

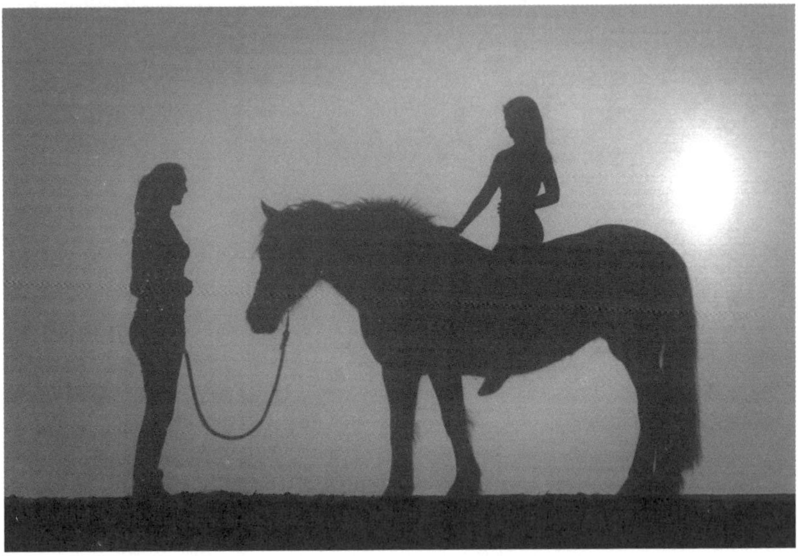

Sehr gut kann auch der „sichere Ort" mit dem Pferd verbunden werden („safe place"-Übung; Gahleitner et al. 2013; Reddemann 2007). Häufig stellen sich Patienten dabei einen Ort vor, zu dem ihr Pferd Zutritt hat oder der einen gemeinsamen sicheren Ort für Patient und Pferd darstellt. Ein Ort, der nur in der Fantasie besteht, ist dabei am sichersten, da er von niemandem von außen verletzt werden kann und man ihn immer bei sich trägt. Hannahs sicherer Ort war der Rücken eines magischen Pferdes, ähnlich dem Miramis im Buch von Astrid Lindgren. Hier war sie aufgehoben und sicher und konnte bei Bedarf mit Lichtgeschwindigkeit über die Wolken galoppierend fliehen. Als externer Anker für einen solchen sicheren Ort können dann wiederum Dinge ausgewählt werden, die emotional mit dem Pferd konnotiert sind und durch welche die Patienten einen Zugang zum vorgestellten Ort haben. Es kann Patienten zudem helfen, einen realen Platz im Stall als sicheren Ort zu haben, an den sie sich zurückziehen können. In Hannahs Fall war dies der Geräteschuppen. Vor allem wenn es regnete, ging sie gerne dorthin und lauschte dem Geräusch der herunterprasselnden Regentropfen.

Viele Patienten empfinden es als entspannend, schweigend neben einem Pferd herzugehen oder sich beim Reiten einfach dem Rhythmus hinzugeben und diesem nachzuspüren. Eine gute Entspannungsübung ist auch die sanfte, fließende Rotation der verschiedenen Gelenke durch Bewegung der eigenen Extremitäten oder des Rumpfes auf dem Pferderücken. Dazu sind beispielsweise Übungen aus der Methode des „Centered Riding" hilfreich (Swift 2011).

Auch der direkte Körperkontakt in Form von Kraulen, Streicheln oder auch Bürsten kann als Entspannungstechnik genutzt werden. Über taktile Reize werden dabei physiologische Prozesse in Gang gesetzt, die die Entspannung fördern (Kap. 5.1). Es ist ein unschätzbarer Mehrwert, einen nicht-menschlichen Partner in der Therapie an der Seite zu haben, der Körperkontakt ohne die üblichen gesellschaftlichen Konnotationen ermöglicht. Van der Kolk beschreibt dies eindrücklich:

> „Die natürlichste Art, auf die Menschen sich beruhigen können, besteht darin, sich an einem anderen Menschen festzuhalten. Doch Patienten, die körperlich misshandelt oder sexuell missbraucht worden sind, befinden sich diesbezüglich in einem Dilemma: Sie sehnen sich verzweifelt nach Berührung, schrecken aber gleichzeitig vor jedem Körperkontakt zurück. Ihr Geist muss wieder in die Lage versetzt werden, körperliche Empfindungen zu spüren und ihr Körper muss wieder lernen, die angenehme Wirkung von Berührungen zuzulassen und zu genießen" (van der Kolk 2016, 124).

Gerade bei den Entspannungsübungen braucht es viel Kreativität: Je nach Patient wirken sehr unterschiedliche Dinge und viele der Patienten mit komplexen Traumafolgestörungen sind zu Beginn durch die Entspannungsübungen schon zu stark mit ihrem eigenen Körper konfrontiert. Die Übungen müssen dann entsprechend angepasst werden. Mit Hilfe des Tieres kann körperliche Entspannung häufig sehr viel besser zugelassen und erlebt werden, als wenn der Fokus lediglich auf dem eigenen Körper liegt. Indem die Patienten sich auf das Pferd konzentrieren, dabei ihre Aufmerksamkeit teilen und zur Hälfte auf den Körper des Pferdes und zur Hälfte auf den eigenen Körper richten, findet eine weniger starke Konfrontation mit dem eigenen Körper statt. Die Patienten üben die Entspannung so in langsamen Schritten.

Eine weitere Möglichkeit ist der Einsatz von biologischen ätherischen Ölen, was sowohl für den Patienten als auch für das Pferd eine spannende Abwechslung bringen kann. Gerüche können Emotionen sehr direkt beeinflussen und dadurch eine wertvolle Ergänzung in der Therapie sein. So kann das Gefühl von Entspannung mit einem bestimmten Geruch wie beispielsweise Lavendel gekoppelt werden. Die Patienten können sich dann ein Riechfläschchen mit dem entsprechenden Duft mitnehmen und damit das Gefühl der Entspannung auch außerhalb der Therapie leichter abrufen.

Notizen der Therapeutin: 7. November

Heute hat Hannah mich überrascht. Während wir die Wochenrückschau mit der Atemübung beenden, bei der wir gemeinsam neben Tamino stehen und ein paar Mal durchatmen, blickt mir Hannah zum ersten Mal direkt ins Gesicht und sagt: „Heute will ich nur reden. Bitte führen sie mich und wir gehen in den Wald." Es ist diese unbeholfene und zugleich befehlstonartige Kommunikation, die in mir Fürsorgegefühle und Ärger zugleich auslöst. Geführt, auf dem Rücken von Tamino, erzählt Hannah dann erstmals von zuhause, von ihrer Schwester, dem Unfall, dem Geschmack des Blutes auf ihren Lippen, dem Suizid des Vaters und von ihrer Trauer, die nie Platz hatte. Dies berührt mich tief. Bisher hat Hannah kuum weincn können. Die jetzt aufsteigenden Tränen zusammen mit einer tiefen Scham fühlen sich für Hannah bedrohlich an. Sie ist dankbar, dass ich immer wieder Tamino einbringe, sie dadurch ins Hier und Jetzt zurückhole und dass ich psychoedukativ Informationen zu Trauma und der Funktionsweise des Gehirns beisteuere, um Hannah ihre Symptome, die sie sehr verunsichern, zu erklären und diese normalisiere.

Die Beziehung zu Tamino sowie die in den vorangehenden Stunden erarbeiteten Entspannungsübungen erweisen sich jetzt als Schatz, auf den wir beide dankbar zurückgreifen. Mein Ärger weicht tiefem Respekt und Hannah ist dankbar für meine Rückmeldung darüber. Hier beginnt ihre sichtbare Bindung zu mir als Therapeutin, die sie noch ein Stück weitertragen kann, als Tamino es bisher getan hat.

Affektregulation

Beim *Affektregulationstraining* geht es darum, die Kompetenzen der Patienten im Erkennen, Benennen und Ausdrücken von Gefühlen zu stärken.

Viele Patienten mit Traumafolgestörungen beschreiben sich als emotional taub und haben kaum mehr Zugang zu ihren Gefühlen, respektive einer breiteren Palette an Gefühlen. Hier kann es in einem ersten Schritt darum gehen, zu lernen, Gefühle beim Pferd zu erkennen und zu benennen. Dabei muss die Körpersprache der Pferde beobachtet und darüber ein Bezug zur eigenen Körpersprache hergestellt werden. Man kann diese Übungen auch spielerisch aufbauen, beispielsweise in Form eines Memoryspiels mit Kartenpaaren, auf denen ein Mensch und ein Pferd die jeweils selbe Gefühlsregung zeigen.

In einem zweiten Schritt geht es um die Regulation der Emotionen. Zentral sind das Einüben eines adäquaten Spannungsabbaus und das Erlernen von Techniken, um sich vor emotionaler Überflutung zu schützen.

Hier ist insbesondere die in der dialektisch behavioralen Therapie (DBT) beschriebene Erarbeitung von „Skills" hilfreich (Linehan 2014). Wir haben gute Erfahrungen damit gemacht, zusammen mit den Patienten eine Skillsliste oder einen Notfallkoffer zu erstellen. Unsere Koffer enthalten unter anderem laminierte Bilder, wie zum Beispiel ein Gefühlsthermometer samt Beipackzettel, auf dem steht, welche Skills bei wieviel Grad hilfreich sind. Sie enthalten auch konkrete Hilfsmittel bei emotionaler Anspannung: Igelbälle, Steine, die beim Gehen in den Schuh gelegt werden können, Fotos mit schönen Erinnerungen, ein Bild des sicheren Orts, Riechfläschchen oder ein Sorgentagebuch und vieles mehr. Aber auch „Schätze" in Form von Symbolobjekten für Errungenschaften mit dem „eigenen" Pferd gehören in den Koffer: beispielsweise eine Feder für eine bestandene Mutprobe, bei der sowohl Pferd als auch Patient sich überwinden mussten. Wir achten dabei darauf, dass durch die verwendeten Objekte möglichst viele unterschiedliche Sinne angesprochen werden, was eine zusätzliche antidissoziative Wirkung entfaltet. Geruchs-, Geschmacks- und Tastsinn sind stark an der Regulation des vegetativen Nervensystems beteiligt und werden durch den Einbezug von Pferden automatisch angesprochen.

Auch die eingeübten Entspannungsübungen, das gemeinsame Abschnauben etwa, können als Skill verwendet werden. Oder es können Entspannungspunkte am Pferd und an sich selbst abgeklopft werden (Tellington-Jones 2002). Das Pferd kann auch als Instruktor für Gedankenstopps dienen. Dabei versuchen Patienten beispielsweise jedes Mal, wenn sie das Pferd sehen, an einen hilfreichen Satz zu denken, den das Pferd zu ihnen sagt: „Wir schaffen das" oder „Du bist stark". Auch Achtsamkeitsübungen können sehr gut in die Stunden eingebaut werden. So kann man sich beispielsweise ins Heu setzen, das Heu riechen, das Heu zwischen den Fingern spüren, den Pferden dabei beim Kauen zuhören und dem Regen lauschen, wie er auf das Stalldach prasselt.

Was unserer Erfahrung nach ebenfalls stark affektregulierend wirkt, ist der Einbezug der Schwerkraft. Wir arbeiten gerne mit Übungen zur Schwerkraft,

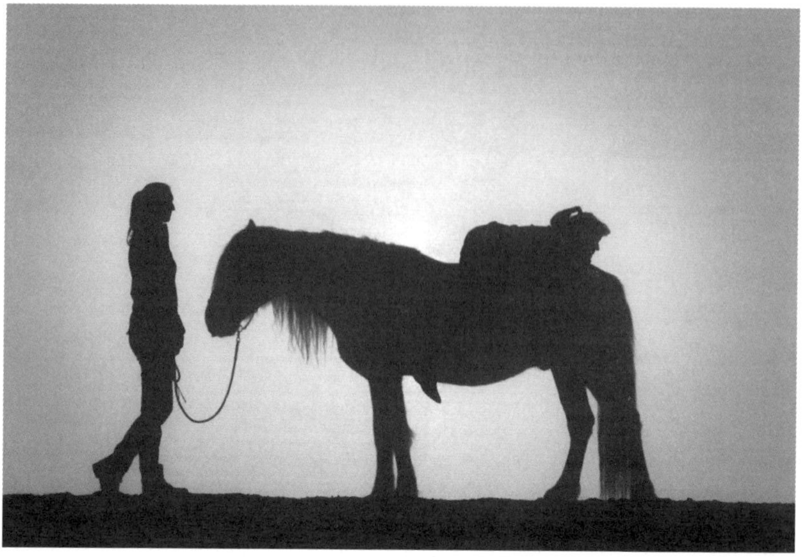

weil sie eine physikalische Konstante ist, auf die man sich verlassen kann und die man immer spürt und sozusagen „mit dabei hat“. Das Spüren der Schwerkraft durch Muskelbewegungen und Tiefensensorik wirkt äußerst reorganisierend. Schwerkraft stellt ein Gegengewicht zu Haltlosigkeit dar und sie bildet die Grundlage für Balance, Spüren und Orientierung. Vor allem für nicht-sprachliche Patienten mit Traumafolgestörungen haben wir mit Übungen zur Schwerkraft sehr gute Erfahrungen gemacht. Dazu können beispielsweise Säckchen, die mit unterschiedlichem Material gefüllt sind, an verschiedenen Körperstellen aufgelegt werden, während der Patient auf dem Pferd sitzt oder liegt. Auch während des Reitens unterschiedlich schwere Bälle festzuhalten, ist eine gute Übung.

FALLBEISPIEL

Die Halle ist in vier Felder geteilt. Hannah hat die Aufgabe, sich schwierige Erlebnisse der vergangenen Woche vorzustellen. Sie soll die dabei entstehenden Emotionen mit den eingeübten Regulationsübungen vom ersten bis zum vierten Feld jedes Mal etwas abschwächen. Hannah reitet widerwillig zwischen den vier Feldern hin und her. Die verbalen Anweisungen ihrer Therapeutin ignoriert sie häufig. Es ist eine Gratwanderung. Wie viel Freiheit soll man ihr mit dem Pferd und den eigenen Zügeln lassen? Irgendwann schlage ich vor, gemeinsam einen Galopp zu probieren. Die Herausforderung, während des Galopps die körperliche Balance zu halten und gleichzeitig die schweren Erinnerungen im Kopf mitzutragen, hat eine starke Wirkung. Der Stolz über ihre Leistung steigert Hannahs Interesse an den vier Feldern enorm. Sie will noch einmal die Theorie zur Emotionsregulation erklärt bekommen. Sie macht sich wieder an die Aufgabe und ist verblüfft, dass sie ihre Emotionen selbst verstärken und abschwächen kann. Hannah arbeitet so intensiv, dass sie die Zeit vergisst. Die Therapeutin muss die Übung am Schluss beenden. Wir vereinbaren, diese beim nächsten Termin nochmals zu wiederholen.

Selbstwirksamkeit

Viele Patienten mögen es, einem Pferd zu zeigen, wo es langgeht. Übungen zur Selbstwirksamkeit lassen sich deshalb leicht in die Therapie einbauen. Man kann Parcours absolvieren, bei denen Symbolhindernisse oder Ressourcenstationen aus dem Alltag eingebaut werden können: beispielsweise eine Schokoladenheißhunger-Tonne, ein Schularbeits-Oxer, eine Plane der Alpträume, die Stangengasse der lachenden Mitschüler, eine Insel der Sicherheit, ein Podest der Freude oder ein Zielschießen des Mutes.

Zu lernen, ein Pferd zu führen oder zu reiten und somit aktiv Einfluss auf seine Richtung und Geschwindigkeit zu nehmen, hilft gegen das Gefühl der Ohnmacht und fördert die Selbständigkeit und die Selbstwirksamkeit. Es bedeutet, sprichwörtlich „die Zügel in die Hand zu nehmen", etwas tun und bewirken zu können. Van der Kolk (2016) zieht zu diesem Thema den Vergleich mit den Experimenten zur erlernten Hilflosigkeit bei Hunden, die auch den geöffneten Käfig nicht verließen, nachdem sie zuvor die Erfahrung gemacht hatten, diesem nicht entfliehen zu können. Die einzige Möglichkeit, den traumatisierten Hunden zu helfen, bestand darin, sie mehrere Male mit den Händen aus dem Käfig zu ziehen. Dadurch erlebten sie an ihrem eigenen Körper, dass sie ihre Situation verändern konnten. Van der Kolk fragt sich deshalb, ob man auch Patienten so helfen könnte, ihre Annahme zu revidieren, dass sie nichts tun können:

„Brauchten auch sie körperliche Erlebnisse, um das Gefühl wiederzuerlangen, sie hätten auf der viszeralen Ebene ihr Leben unter Kontrolle? Was, wenn sie lernen könnten, ihre physische Bewegungsfähigkeit zu nutzen, um einer bedrohlichen Situation zu entkommen, die derjenigen des Traumas ähnelte, in der sie gefangen saßen und erstarrt waren?" (van der Kolk 2016, 43).

Kognitive Bewältigung und Verarbeitung

Die Zusammenhänge zwischen Gedanken, Gefühlen und Verhalten können anhand des Pferdeverhaltens auf einfache Weise aufgezeigt und vermittelt werden. Auch Pferde haben sogenannte „dysfunktionale Gedanken" und reagieren manchmal ängstlich auf objektiv ungefährliche Situationen. Sie lassen sich sogar von unseren menschlichen Gedanken und Gefühlen anstecken und bringen diese in ihrem Verhalten zum Ausdruck. Das Erlebnis, dass ein Pferd in unterschiedlicher Weise an einem furchteinflößenden Objekt vorbeigeht, wenn die führende Person entweder unsicher oder aber sicher auftritt, ist ein Aha-Erlebnis für viele Patienten. Es wird auf einen Blick klar, dass Gedanken und Gefühle Verhalten steuern können und sie damit ein Instrument besitzen, Einfluss zu nehmen.

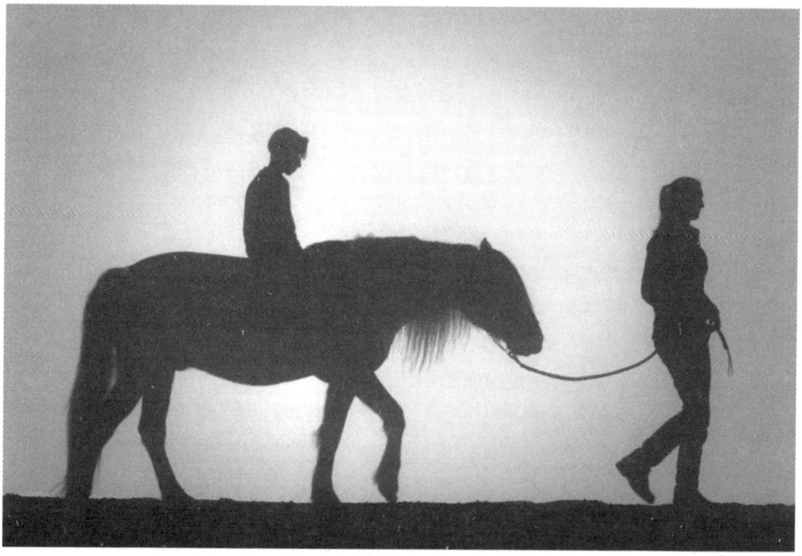

Um eigene Gedanken zu identifizieren, aber auch, um beispielsweise automatischen Gedanken einen Gegengedanken hinzuzufügen, sind stellvertretende Gespräche mit einem „stummen" Pferd ein wunderbares Mittel. Man kann als Therapeut beispielsweise sagen: „Wenn ich jetzt Tamino wäre, würde ich denken, dass sie ganz schön traurig sind." Oder man kann Patienten auf folgende Fragen antworten lassen: „Was denken Sie, wie fühlt sich Tamino heute? Oder wie fühlt sich Tamino, wenn die anderen nicht mit ihm spielen möchten? Wie geht er damit um, wenn er vor etwas Angst hat?" Für viele Patienten ist es sehr viel leichter, sich stellvertretend zu äußern. Meist versprachlichen sie dabei ihre eigenen Kognitionen. Das Pferd als stummer

Partner bildet hier eine wertvolle Projektionsfläche. Spannenderweise beobachten wir in der Praxis häufig, dass die Pferde in solchen Gesprächen mit tiefen Seufzern oder aber auch ablehnendem Verhalten reagieren und auf diese Art ihre Empathiefähigkeit zeigen.

FALLBEISPIEL

Hannah streicht sich die Haare aus dem Gesicht. Sie nimmt ein Band aus ihrer Tasche und bindet ihre Haare zusammen: „Ich will jetzt diese Lebenslinie machen", sagt sie bestimmt. „Du weißt schon – das was du mir erklärt hast." Ich habe Hannah einige Stunden zuvor gesagt, dass ich ihr zutraue, sich mit ihrer schwierigen Lebensgeschichte zu beschäftigen. Wenn sie dafür bereit sei, würden wir eine Lebenslinie legen und diese gemeinsam Stück für Stück abarbeiten. Sie hat aufmerksam zugehört und geschwiegen. Nun hat Hannah plötzlich die Kraft dazu. Wir erstellen gemeinsam einen Plan, wie wir in der nächsten Stunde die Lebenslinie auslegen sollen und treffen Vorbereitungen: Wir suchen Steine und schleppen sie zu einem Haufen zusammen. Wir suchen Blumen, die wir für schöne Ereignisse verwenden möchten. Und ich erkläre Hannah nochmals den genauen Ablauf und das Ziel dieser Methode.

Traumabearbeitung

Ich fühlte mich nicht länger ängstlich. Noch nie war ich weniger ängstlich gewesen. Nun war ich nicht mehr der Mio, der im Rosengarten Hütten baute und auf der Insel der grünen Wiesen spielte. Ich war ein Ritter auf dem Weg zum Kampf. Und ich lief weiter auf Ritter Katos Kammer zu. Ich lief schnell. Mein Märchenmantel flatterte hinter mir und leuchtete in der finsteren Burg. Und ich lief weiter, auf Ritter Katos Kammer zu. Das Schwert brannte wie Feuer in meiner Hand, es leuchtete und flammte. Fest umspannte ich den Knauf. Und ich lief weiter auf Ritter Katos Kammer zu. [...] Jetzt, jetzt soll der Kampf beginnen. Er schreckte mich nicht. Ich war ein Ritter ohne Furcht, ein Ritter mit einem Schwert in der Hand. Und ich lief weiter, auf Ritter Katos Kammer zu. Es brauste und dröhnte in meinem Kopf, als tose ein Wasserfall. [...] „Dreh dich um, Ritter Kato!" rief ich. „Nun kommt dein letzter Kampf." [...] wir sahen ihn in seiner ganzen Abscheulichkeit. Wir standen vor seinem abscheulichen Gesicht. Stumm sah er uns an. Seine Bosheit floß über uns hin wie eine kalte Flut. Seine Bosheit kroch über uns hin wie loderndes Feuer. Sie kroch über unsere Gesichter und unsere Hände und brannte in unseren Augen. Ich fühlte, dass Wellen seiner Bosheit mich durchrannen [...]. Ich wartete nicht länger. Ich hob mein flammendes Schwert, ich hob es ganz hoch und stieß es tief in Ritter Katos Herz aus Stein. Im selben Augenblick war Ritter Kato verschwunden. Er war fort. Auf dem Boden aber lag ein Haufen Steine. Nur ein Haufen Steine lag dort. [...] Und ich sah: Die Nacht war vorbei, und der Morgen war gekommen. [...]

Astrid Lindgren: Mio, mein Mio

FALLBEISPIEL

In der Woche darauf startet unser Lebenslinien-Projekt. Hannah wählt einen Trampelpfad auf der Wiese als Linie, zeichnet diese noch mit einer Longe nach und platziert dann einen Stein, um den Beginn der Lebenslinie zu markieren – ihre Geburt. Stein für Stein, Blume für Blume arbeitet sie sich anschließend dem Weg und der Longe entlang. Zweimal wird Tamino für einen kurzen Galopp angefordert und schon geht es wieder weiter. Am Ende der Lebenslinie baut Hannah einen Sprung aus einem alten Baumstamm. Der Sprung ist ihr Symbol für die Überwindung der traumatischen Erlebnisse und den Flug in die Zukunft. Es ist ihre eigene Idee, auf die sie wahnsinnig stolz ist. Hannah betrachtet ihre Lebenslinie. Sie ist erschöpft, aber zufrieden. Tamino grast friedlich daneben. Der Lebenslinien-Weg wird fotografiert und dient in den folgenden Stunden als Richtmaß. Hannah wird sich nun acht Wochen lang, Blume für Blume, Stein für Stein, dem Sprung entgegenarbeiten.

Bei der Traumabearbeitung geht es um die erneute Konfrontation mit den Traumastimuli im Sinne einer Exposition. Oft wird dabei ein sogenanntes Narrativ erstellt und die Trigger so in einen anderen Kontext gesetzt und im expliziten Gedächtnis abgelegt.

Die Konfrontation mit einem angstauslösenden Stimulus führt zu einer Aktivierung des sympathischen Nervensystems und nach einer ersten Orientierungsreaktion, bei der die exekutiven Funktionen herunterreguliert sind und die Sensorik im Vordergrund steht, kommt es zu einer „Flight and Fight"-

Reaktion. Dabei beginnt das Herz schneller zu schlagen, die Hände werden kalt und man beginnt zu schwitzen. Mit zunehmender sympathischer Erregung findet auch bereits eine sensorische Deafferenzierung statt, so dass man sich weniger spürt, weniger gut hört oder sieht. Diese körperlichen Reaktionen treten klassischerweise bei der Konfrontation mit Typ-I-Traumastimuli auf. In vielen Behandlungsansätzen werden während der Exposition Entspannungstechniken angewandt, so dass keine zu hohe Anspannung auftritt.

Mit zunehmender Intensität der Reize während der Exposition findet eine zunehmende parasympathische Aktivierung statt. Dabei werden die Hände warm, die Muskeln schwer und schlaff, den Patienten fällt es schwer, sich zu bewegen, sie werden müde und beginnen zu gähnen. In diesen Stadien der körperlichen Reaktion, die insbesondere bei der Konfrontation mit Typ-II-Traumastimuli ausgelöst werden, verwendet man antidissoziative Strategien. Dabei geht es insbesondere darum, den Kreislauf zu aktivieren, für kontrastierende Wahrnehmungen zu sorgen und dadurch das Erleben im Hier und Jetzt zu fördern.

Das Pferd kann während der Exposition sowohl als Mittel zur Entspannung als auch als antidissoziatives Mittel eingesetzt werden. Es ist während der Exposition mit dabei und kann sich frei im Raum bewegen. Durch seine Anwesenheit verlangt es immer wieder nach Aufmerksamkeit und wirkt somit stabilisierend und realitätsbindend. Bei Bedarf kann der Patient aufstehen und gemeinsam mit dem Pferd eine Runde rennen. Schnelles Gehen oder Rennen neben dem Pferd hat ebenso wie das Reiten (insbesondere Traben oder Galoppieren) kreislaufaktivierende Effekte. Sinnvoll sind auch zusätzliche antidissoziative Elemente. So können Therapeut und Patient bei der Erarbeitung eines Narrativs beispielsweise auf einem Gymnastikball sitzen, was die Körperspannung hochhält. Auch kann man während der Exposition auf schon bekannte Übungen (mit oder ohne Pferd) aus der Stabilisierungsphase zurückgreifen.

Es ist unter Umständen auch möglich, die Expositionsdurchgänge auf dem Pferderücken zu machen. Dabei können beispielsweise vernetzende Körperübungen wie das Überkreuzen der Arme, das Berühren der Ohren (eigene wie auch des Pferdes) oder andere traditionelle Bewegungsübungen eingebaut werden. Wir selber führen kaum Expositionen auf dem Pferderücken durch, da wir dies als sehr komplex einschätzen. Wir haben jedoch gute Erfahrungen damit gemacht, das erstellte Narrativ in der folgenden Einheit mit den Patienten auf dem Pferderücken sitzend nochmals durchzugehen und zu überprüfen, ob noch Einzelheiten in der Geschichte ergänzt werden müssen.

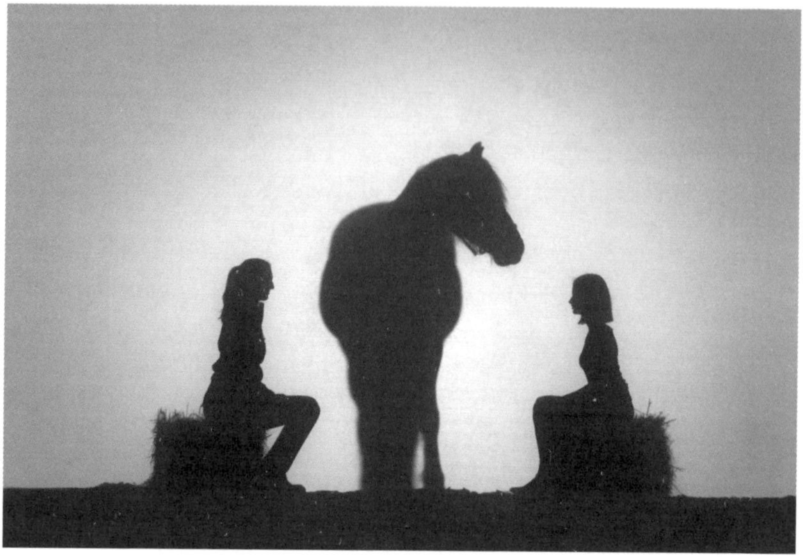

Die meisten Patienten empfinden die Anwesenheit des Pferdes bei der Arbeit am Narrativ als hilfreich. Beim ersten Durchgang hört das Pferd mit. Beim erneuten Durchgang in der nächsten Stunde ist das Pferd eventuell sogar aktiv involviert, wenn der Patient auf seinem Rücken sitzt und das Verhalten des Pferdes auf seine eigenen Reaktionen bei der erneuten Konfrontation beobachten kann.

Es wird von den Patienten als äußerst entlastend erlebt, dass jemand gemeinsam mit ihnen alle diese Schrecklichkeiten aushält, dass das Geschehene, sie selbst und ihre ausgesprochenen und unausgesprochenen Geschichten erträglich sind. Dieses Gefühl wird durch die Anwesenheit eines Tieres unterstützt. Im Pferd haben die Patienten einen stillen Zeugen, der mithört, wie viel Ungerechtigkeit ihnen widerfahren ist, und der mithilft, das Leid zu tragen. Wir erleben auch immer wieder, dass Tiere konfrontativ sind und Patienten teilweise richtiggehend „triggern", die Patienten ihnen das aber gut verzeihen. Hannah drückte es einmal so aus: „Ein Pferd kann dir alle Knochen brechen aber niemals dein Herz."

FALLBEISPIEL

Unsere erste Narrativ-Stunde startet mit einem glühenden Regenbogen vor einer tiefschwarzen Gewitterkulisse. Hannah ist beeindruckt. Wir ziehen uns mit Tamino in einen Werkzeugschuppen nahe der Wiese mit der Lebenslinie zurück. Den Stein, den wir bearbeiten wollen, legen wir ins Stroh. Der Schuppen hat ein Blechdach. Hannahs Stimme kämpft gegen das Getrommel des Regens an.
Wir sitzen auf Strohballen. Tamino steht etwas abseits. Er sucht sich einzelne Strohhalme aus und kaut sie gleichmäßig. Hannah beginnt zu erzählen. Zaghaft, verunsichert. Ich stelle immer wieder genaue Nachfragen und versuche, Hannahs Erzählung zu strukturieren. So gewinnt Hannah an Sicherheit. Szene für Szene arbeitet sie sich vor. Als wir am Ende ankommen, ist sie erstaunt über ihren Mut. Der Regen wird sachter und wir genießen die frische Luft bei einem kleinen Ausritt. Hannah zu Pferd, ich wie gewohnt zu Fuß daneben. Der Ausritt ist ein Anlass, das Schreckliche mit dem Alltäglichen zu verbinden und der Erleichterung darüber Raum zu geben, dass es einen nicht tötet, das Schreckliche auszusprechen. Erleichterung auch darüber, dass Pferd und Therapeutin bleiben und es ertragen – die ganze Geschichte, bis zum Schluss. Hannahs Stolz ist spürbar. Es war ein schwerer Kampf und man spürt Hannahs Erschöpfung. Aber es war ein Kampf mit einem Pferd an der Seite – ein Kampf mit einer klaren Siegerin: Hannah.

Wie Kunz und Schneider-Schunker (2016) beschreiben, ist der Einbezug von Pferden sehr gut geeignet, um in der Exposition körperlich gespeicherte Ängste, die nicht kortikal verknüpft, sondern über die Amygdala im impliziten Gedächtnis gespeichert sind, zu desensibilisieren und einem bewussten Zugang zu öffnen. Van der Kolk beschreibt, dass solche Besuche in der Vergangenheit in einer Situation stattfinden sollen, in der die Patienten „im biologischen Sinne fest in der Gegenwart verwurzelt sind" und sich sicher, ruhig und geerdet fühlen. Denn:

„Ist man in der Gegenwart verwurzelt, während man sich ein Trauma vergegenwärtigt, erschließt man sich Möglichkeiten tiefen Wissens darum, dass die entsetzlichen Ereignisse, die man erlebt hat, der Vergangenheit angehören" (van der Kolk 2016, 86).

Eine solche biologische Verwurzelung in der Gegenwart bietet die Interaktion mit dem Pferd. Für das eigentliche Reiten gilt dies in besonderem Maß, denn die Schwerkraft und das eigene Aktivsein sind beim Reiten besonders deutlich spürbar.

Wir möchten festhalten, dass es komplex ist, die Exposition in Anwesenheit des Pferdes oder gar mit einem reitenden Patienten durchzuführen. Wir empfehlen daher, dies erst bei genügender Erfahrung umzusetzen. Während der Exposition braucht der Patient viel Führung und Anleitung, damit er sich nicht verliert und genügend Sicherheit hat, um die traumatische Situation in der Vorstellung Schritt für Schritt nochmals zu durchleben.

Der Therapeut muss dem Patienten seine volle Aufmerksamkeit schenken und hat in dieser Zeit keine Kapazität, sich um ein Pferd zu kümmern, das vielleicht gleichzeitig Schabernack in der Halle anzustellen beginnt. Es gilt zudem immer der Grundsatz: Ein Expositionsdurchgang darf nie mittendrin abgebrochen werden. Der Patient würde ansonsten inmitten der traumatischen Situation hängen gelassen.

FALLBEISPIEL

Wir nähern uns dem größten Stein. Er ist einer der letzten Steine, die auf Hannahs Weg zum Baumstamm-Sprung liegen. Der Stein ist der Selbstmord von Hannahs Vaters. Die wahnsinnigen Stunden, die sie, ohne jemandem etwas zu sagen, bei ihm verbrachte, ihn von der Decke schnitt und auf die Couch schleppte, dort neben ihm übernachtete und dann zur Schule fuhr und ihrer Großmutter eine SMS sandte mit dem Text: „Papa ist tot". Es ist die Geschichte einer Jugendlichen, die zwischen zwei Welten aufgewachsen ist, mit einer psychisch instabilen Mutter, die den Tod einer kleineren Schwester nach einem Unfall nicht verkraftete, und mit einem pädophilen Vater, den sie über alles liebte, der ihr Zuhause, ihr Anker, ihr Hafen, aber auch ihr Peiniger war.

Wir haben genügend Zeit eingeplant für die Bearbeitung des Steins. Mittlerweile kennen sowohl Hannah als auch Tamino den Ablauf. Wir ziehen uns zu dritt zurück und arbeiten uns Schritt für Schritt durch die Geschichte. Taminos Schnauben zwischendurch ist ein liebevolles Zeichen seiner Anteilnahme. Als Hannah das Narrativ beendet, legt sie sich auf Taminos Rücken und gleicht ihren Atem mit Taminos Atem ab. Anschließend richtet sie sich auf und schüttelt ihre Glieder durch. Tamino hebt seinen Kopf und fordert Hannah zu einem gemeinsamen Trab auf. Wir folgen dem Waldrand den Hügel hinauf. Hannah auf Taminos Rücken, ich halb rennend nebenher.

Wir hörten ein Getöse, ein Getöse, das den ganzen Erdboden erzittern ließ. Ritter Katos Burg war es, die zusammenstürzte und zu einem großen Steinhaufen wurde. Keine Türme waren mehr dort, keine Säle, keine Wendeltreppen, keine Gitterfenster, nichts, nichts mehr. Nur ein großer Haufen Steine.

Astrid Lindgren: Mio, mein Mio

Integration

Eno kam eilig zu mir. „Ich wollte dir nur etwas zeigen, Prinz Mio", sagte er. Er streckte seine runzlige Hand vor und zeigte, was er darin hatte. Es war ein kleines grünes Blatt. So ein dünnes, durchsichtiges, zartes Blatt war es, dünn und zart und lichtgrün, mit feinen Adern darin. „Das ist im Toten Wald gewachsen", sagte Eno. „Ich fand es vorhin an einem Baum im Toten Wald. […] „Jeden Morgen will ich jetzt in den Toten Wald gehen, um zu sehen, ob noch mehr Blätter gewachsen sind", sagte er. „Dieses Blatt aber, dies hier, darfst du behalten, Prinz Mio." Er legte das Blatt in meine Hand. Es war bestimmt das Kostbarste, was er verschenken konnte.

Astrid Lindgren: Mio, mein Mio

Notizen aus Hannahs Heft

Das Buch [Mio, mein Mio] bewegt mich, ich entdecke die Liebe zu Träumen und es aufzuschreiben. Tamino ist wie Jum-Jum mein Freund, ich werde ein Leben lang an das Gefühl denken, auf seinem Rücken auf Ritter Katos Kammer zuzulaufen, mein Schwert glühend in meiner Hand. Dieser Hass und das Herz aus Stein, dass in der Brust scheuert, es Schmerzt mich. Wir haben darüber gesprochen, dass jeder Mensch auch Anteile von allem in sich hat. Mein Ritter Kato in mir, das ist ein wunderlicher Gedanke. Wird dieser Kampf immer neu sein oder ist er einmal geschafft?

In der Integrationsphase eignet sich der Einsatz von Pferden auf unterschiedlichste Weise (Kap. 5). Die aus wissenschaftlicher Sicht eher wenig spezifischen Effekte wie Stärkung des Selbstvertrauens oder Steigerung der sozialen Kompetenzen, die in der Arbeit mit Pferden auftreten, kommen hauptsächlich in dieser Phase zum Tragen. Ziele in dieser Phase sind die Integration von abgespaltenen Teilen sowie das Ganzwerden von Körper und Kognitionen. Sämtliche Aktivitäten, die helfen die Patienten zu stärken, sind hier am richtigen Platz. Es ist ein gutes Stück Kreativität gefragt, denn nur wenige Manuale haben die Integrationsphase gut operationalisiert.

Selbst wenn die klassischen Symptome einer Traumafolgestörung durch die Exposition zurückgehen, bleiben gerade bei komplexen Traumatisierungen häufig Folgen zurück. Die Patienten haben beispielsweise ein geringes Selbstwertgefühl, trauen sich und anderen Menschen wenig und haben einen noch eingeschränkten Zugang zu ihrem Körper und ihren Gefühlen. Auch Trauer ist oft vorhanden, weshalb es sich lohnt, den Trauerbegriff und Trauerarbeit in die Behandlung miteinzubeziehen (Deimel/Zink 2019; Reichel 2018). Hier motiviert der Umgang mit dem Pferd, trotz Rückgang der störenden und von außen gut ersichtlichen Symptome weiterhin in Therapie zu bleiben und diese Themen „nebenbei“ aufzuarbeiten.

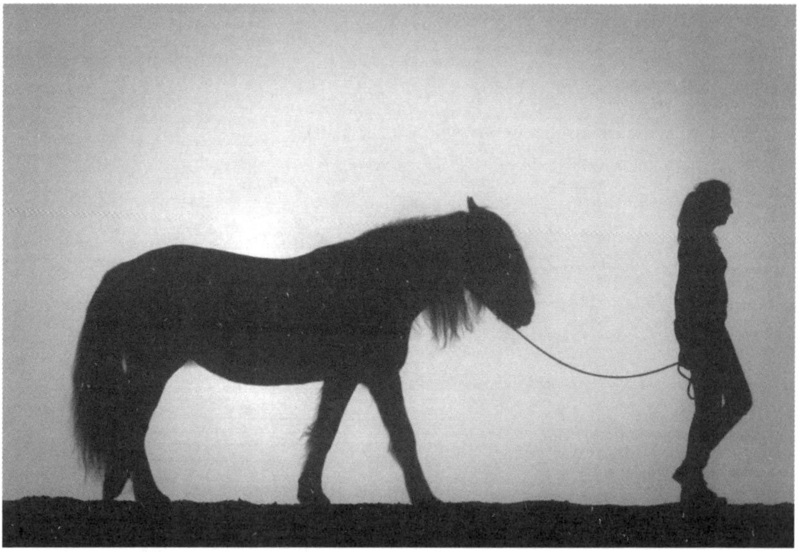

Wir empfehlen, in der Integrationsphase viele körperorientierte Inhalte einzubauen. Patienten können üben, ein Pferd lediglich über körpersprachliche Signale anzuhalten, es weichen oder zu sich hinkommen zu lassen. Dies erfordert eine gute Beherrschung der eigenen Körpersprache. Auch die Erweiterung der reiterlichen Kompetenzen hat hier durchaus seine Berechtigung. Reiten erfordert Körperspannung und gleichzeitig muss man sich losgelassen der Bewegung hingeben können. Man braucht Gleichgewicht und man lernt, über das bewusste Einsetzen des eigenen Körpers, das Pferd in Geschwindigkeit und Richtung zu beeinflussen.

Nebst der hohen Körperorientierung können in der Interaktion mit dem

Pferd sehr gut zurückgebliebene Gefühle und Kognitionen wie beispielsweise Schuld und Scham thematisiert werden. Der Umgang mit Pferden zwingt einen, sich mit Dominanz und Submission, Kontrolle und Kontrollabgabe und damit auch mit eigenen Täteranteilen auseinanderzusetzen. Dies sind Themen, die Menschen, die ein Trauma erlebt haben, ganz speziell beschäftigen, die aber gerne implizit vermieden werden. Die Arbeit mit dem Pferd zeigt auf, dass es jeweils beide Pole braucht und diese sich dynamisch innerhalb einer Beziehung verteilen (Interpersonales Circumplexmodell, Kap. 6.4). In der Beziehung mit dem Pferd kann man sich sowohl in einer unterordnenden als auch in einer dominanten Rolle wahrnehmen und seine Fertigkeiten trainieren. Die Interaktion mit dem Pferd bereitet die Patienten daher ein gutes Stück auf die Welt außerhalb des geschützten Therapierahmens vor und hilft Menschen mit traumatischen Erfahrungen, diese Balance zwischen Kontrolle und Kontrollabgabe zu finden.

Anhand der Lebensgeschichten von Pferden kann zudem das Motto „Was mich nicht umbringt, macht mich stark" sehr gut erarbeitet werden. Denn selbst Haustiere gelten in unserer Wahrnehmung oft noch als nahe an der Natur. An ihnen wird der Überlebenswille und das Nicht-Aufgeben in einer rauen, ungerechten Umwelt relativ einfach sichtbar oder kann zumindest auf sie projiziert werden. Die Pferde können daher als gutes Beispiel dienen für die Integration des Erlebten in die eigene Biografie, die trotz allem weitergeht. Es geht darum, vom „Opfer" zum „Überlebenden" zu werden und seine Würde und seinen Stolz wiederzufinden. Im Fall von Hannah trug die Tatsache, dass sie die Fertigkeiten des Reitens erlernte, zu einem großen Teil zur Reorganisation ihrer Würde und ihres Stolzes bei. Einmal im Jahr findet eine öffentliche Aufführung statt, an der diejenigen Patienten, die das möchten, mitwirken können. Hannah hat diesem Anlass mit großem Eifer entgegengefiebert und auch zu Hause dafür geübt. Die Rührung und Freude darüber, dass sie sich zusammen mit Tamino einem Publikum präsentieren konnte und von ganz unterschiedlichen Menschen bewundert wurde, wirkte noch lange nach.

Gerade in der Integrationsphase empfinden wir es als hilfreich, sich für eine gewisse Zeit ein bestimmtes Rahmenthema zu setzen. Vor allem jüngere Kinder lieben Geschichten oder Symbole, die von Stunde zu Stunde die gemeinsame Arbeit darstellen. Ein Beispiel aus unserer Tätigkeit sind die sogenannten „Indianer-Semester", in denen jede Therapieeinheit durch Rituale strukturiert ist. Der Brief des Häuptlings gibt dabei zu Beginn das Thema der Stunde vor. Je nach Alter können die Patienten und Pferde auch mit Spielutensilien ausgerüstet werden, welche die Fantasie anregen. Zur Reflexion der Einheiten eignet sich für Kinder beispielsweise ein themenbezogenes, laminiertes Bild mit Aufklebern, welches jede Stunde um ein Stück erweitert

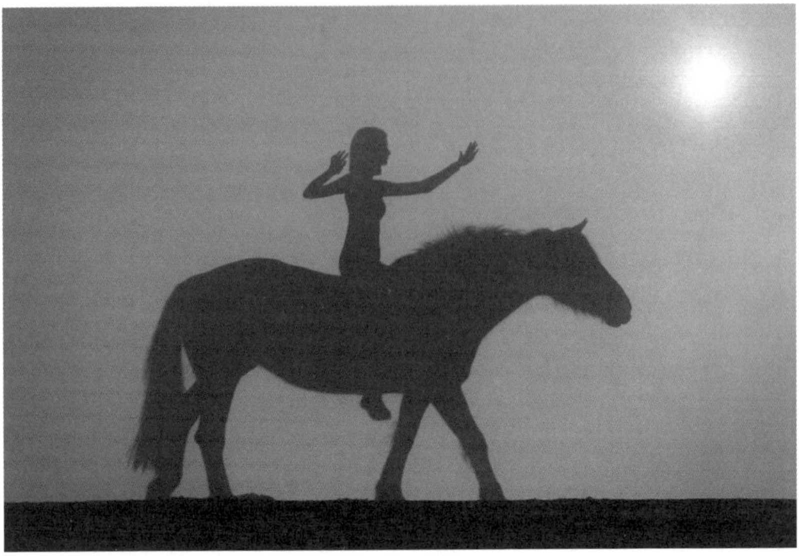

wird. Es ermöglicht eine Orientierung im Therapieprozess: Die Kinder wissen so immer genau, wie viele Stunden in einem Projekt noch vor und wie viele bereits hinter ihnen liegen. Die Themenblöcke können entsprechend dem Alter und den Vorlieben der Patienten individuell angepasst werden (zum Beispiel Pippi Langstrumpf, Peter Pan, Zirkus, Ritter, Island und viele mehr). Wichtig ist, dass die Themen nicht zu dominant sind. Sie müssen genügend Raum lassen für die Beziehung und die therapeutischen Übungen.

Wir empfehlen, das eigene Methodenrepertoire als Psychotherapeut mit traumapädagogischen Interventionen zu ergänzen. Wertvolle Anregungen findet man beispielsweise bei der Bundesarbeitsgemeinschaft Traumapädagogik e.V. oder in der Literatur (Baierl/Frey 2016; Bausum et al. 2013; Weiß et al. 2016). Bei Jugendlichen haben wir in der Integrationsphase mit erlebnispädagogischen Maßnahmen, die über klassisch therapeutische Maßnahmen hinausgehen, gute Erfahrungen gemacht. So kann man beispielsweise gemeinsam auf eine Vorführung hinarbeiten und Zirkustricks mit einem Pferd einstudieren, eine mehrtägige Trekkingtour mit dem Pferd bestreiten, ein Sommercamp mit therapeutischer Unterstützung absolvieren, bei Hofarbeiten rund um den Stall mithelfen oder sich von den Pferden für kreative Tätigkeiten wie Malen, Schnitzen, Tanzen, Schreiben oder Fotografieren inspirieren lassen. Kreativität und Phantasie sind wichtige Hilfsmittel gegen die Folgen traumatischer Erfahrungen.

Es ist wichtig, sich im Klaren darüber zu sein, wann ein Setting psychotherapeutisch und wann ein Setting erlebnispädagogisch ist, da dies die Ausrichtung der Einheiten im Hinblick auf Ziele, wie auch Rahmenbedingungen verändert.

FALLBEISPIEL

Hannah wirkt wie ein neuer Mensch. Ihr Äußeres hat sich im Laufe der Zeit verändert. Sie strahlt, ihr blondes Haar glänzt, ihr Kleidungsstil ist erwachsen geworden. Ihre Ausstrahlung macht nicht nur Tamino Lust, diese Persönlichkeit kennenzulernen. Sie hat einen feinen Humor und eine differenzierte Art sich auszudrücken.
Hannah kommt in die Therapiestunde, mit einem weißen Papier vor sich hin wedelnd, als wäre es eine Trophäe. Sie will Tischlerin werden und hat eine Zusage für eine Lehrstelle in ihrer Hand.
Tamino trabt sicher mit ihr am Reitplatz und mit einem unsichtbar leichten Kommando galoppiert sie an. Am Boden liegt eine rot-weiß gestreifte Stange auf zwei Klötzen. Hannah übt springen. Die kraftvolle Bewegung beim Sprung hat sie früher oft verunsichert. Aber ihr Körper hat sich daran gewöhnt. Sie hat eine starke Muskulatur, ein gutes Körpergefühl und einen genauen Fokus entwickelt, so dass selbst der „Kasper-Tamino" selten den Weg um das Hindernis herum, sondern meist den direkten Weg darüber nimmt.

Das Entwickeln von neuen Perspektiven und Zielen ist ein wesentlicher Schritt innerhalb der Traumatherapie. Pferde bringen dabei sehr viel „Alltag" mit in die Therapie, wodurch es Patienten häufig leichtfällt, konkrete und alltagsnahe Fähigkeiten zu entdecken, die sie weiter ausbauen können. Selbstverständlich müssen diese Perspektiven nicht pferdebezogen sein: Jemand ist vielleicht sportlich oder er hat einen guten Zugang zu Tieren, jemand hilft gerne Kindern, die im Stall auf Besuch sind, jemand kennt sich mit medizinischer Behandlung eines kranken Pferdes aus oder entdeckt seine Kreativität bei der Erstellung eines Flyers für ein Stallfest. Auf diese Weise lassen sich nach und nach neue Tätigkeiten entdecken, die Freude bereiten und den Selbstwert aufbauen.

Gerade bei Patienten mit komplexen Traumafolgestörungen ist es sinnvoll, wenn neben der pferdegestützten Therapie andere Maßnahmen entwickelt werden können, die den Prozess der Reorganisation weiter vorantreiben und die Patienten bei der Selbstfürsorge unterstützen. Einige Ideen aus einer langen Liste von Möglichkeiten sind: Yoga, Laufen, Schwimmen, Singen, Turnen, Musizieren, eine andere Sprache lernen, Massagen, Shiatsu oder Craniosacral Therapie. Zu Beginn einer Therapie mögen körperorientierte Verfahren noch schwer vorstellbar sein. Es kommt aber vor, dass ein solcher Schritt durch das Erleben von positivem Körperkontakt im Verlaufe der pferdegestützten Therapie möglich wird.

Nicht selten entwickeln Patienten reiterliche Ambitionen. Die Aufgabe des Therapeuten ist es hier, mit den Patienten offen über die Umgangsformen und Regeln in klassischen Reitställen zu sprechen und sie bei der Wahl eines geeigneten Ortes zu unterstützen. Manche Patienten äußern auch den Wunsch, sich ein eigenes Haustier anzuschaffen. Auch hier kann es hilfreich sein, diesen Prozess zu begleiten oder allenfalls auf die Grenzen der Machbarkeit hinzuweisen.

Therapieabschluss

FALLBEISPIEL

Der letzte Tag unserer gemeinsamen Zeit ist gekommen. Hannah muss sich in Zukunft auf ihre Lehre in einer anderen Stadt konzentrieren. Aber sie hat ein abgegriffenes Buch, das sie mitnehmen will. Sie hat das Buch innerhalb der einjährigen Therapie tatsächlich nicht zu Ende gelesen. Nun schlägt sie eine Stelle ganz hinten auf und sieht die von mir markierten Zeilen:

Es war alles so schön. Nur der große Steinhaufen oben auf dem Bergfelsen war nicht schön. Aber eines Tages, dachte ich, wächst Moos über den Steinhaufen. Einmal wird er gut verborgen sein unter weichem grünen Moos, und niemand wird mehr wissen, dass Ritter Katos Burg darunterliegt. Ich habe einmal rosafarbene Blumen gesehen, die auf Moos blühten. Sie sahen aus wie kleine Glocken, und sie wuchsen in langen Ketten. Einmal werden vielleicht solche kleinen Glocken in dem Moos über Ritter Katos Burg blühen. Das wird schön aussehen, glaube ich.

Astrid Lindgren: Mio, mein Mio

„Heute springen wir, oder?" Unzählige Male haben wir den Baumstamm am Ende von Hannahs Lebenslinie schon hin- und hergerückt. Nun zerren wir ihn wieder aus dem Gebüsch hervor und platzieren ihn auf dem Trampelpfad auf der Wiese. Beide haben wir Tränen in den Augen, als ich mit dem Fotoapparat Hannahs Gesicht fokussiere. Hannah konzentriert sich und ich weiß, es wird ein

hoher, weiter Sprung. Und so ist es. Tamino holt weit aus und fliegt über den Baumstamm. Er landet hart, aber sicher, schnaubt zufrieden und trabt mit Hannah in den Wald hinter der Wiese. Die beiden sind für eine kurze Zeit nicht zu sehen. Es ist ihre stille Verabschiedung voneinander.
Hannah freut sich auf den noch in weiter Zukunft liegenden Kontrolltermin, den wir vereinbart haben. Als wir uns wieder treffen, erfahre ich, dass Hannah ihr erstes Lehrgeld für eine Reitbeteiligung aufgewendet hat. Das Reiten und die Arbeit mit Pferden dienen ihr weiterhin als Ressource und machen ihr große Freude.

Beim Therapieabschluss geht es um die Auflösung der therapeutischen Beziehungen: zwischen dem Therapeuten und dem Patienten, aber auch zwischen dem Patienten und dem Pferd. Es ist wichtig, den Abschied von Therapeut und Pferd aktiv zu thematisieren und ihm genügend Raum einzuräumen. Dies kann beispielsweise wiederum in Form von Ritualen geschehen. Patienten können ein Geschenk für das Pferd basteln wie etwa ein essbarer Strauß oder ein Intelligenzspielzeug, aus dem beim richtigen Drehen Futter kommt, und dies dem Pferd zum Abschied übergeben. Wir haben auch gute Erfahrungen damit gemacht, den Patienten Fotos mit nach Hause zu geben. Manchen Patienten ist es zudem wichtig, das Pferd nach Therapieabschluss besuchen zu können.

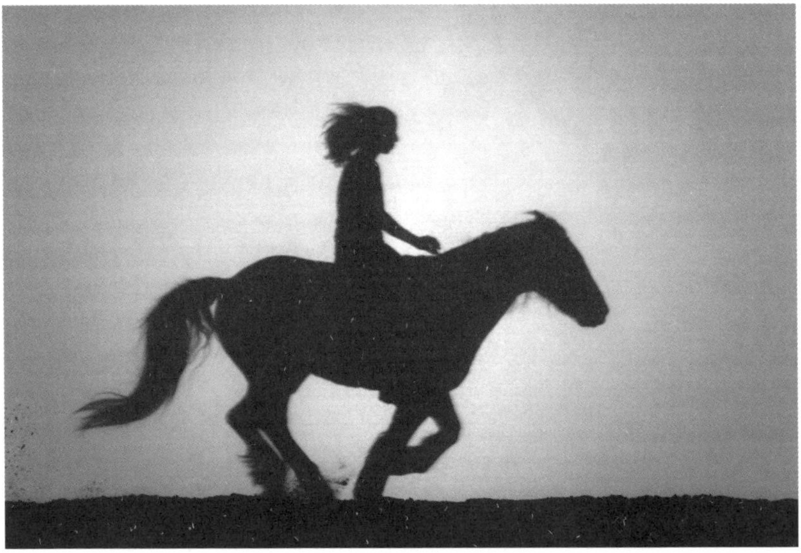

Bei Hannah fiel der Abschluss der Therapie mit dem Beginn einer Lehrstelle und einem Umzug zusammen. In den letzten Therapiesitzungen gingen Hannah und ihre Therapeutin nochmals das Notizheft durch und rekapitulierten den gemachten Prozess in der Therapie. Hannah malte für Tamino ein Bild als Abschiedsgeschenk. Dieses schmückte sie mit unterschiedlichen Materialien und einem selbstgemachten Gedicht. Als End-Marker für die letzte Stunde diente dann das gemeinsame Lesen der letzten Zeilen des Buches „Mio, mein Mio". Dann sah Hannah ein letztes Mal aus der Ferne zu Tamino hinüber, nahm hektisch ihre Tasche von der Hallenbande und rannte zum Bus.

Nach der letzten Stunde erfolgten einige vereinbarte Emails. Am neuen Ort suchte Hannah sich als Erstes einen neuen Reitstall. Es war ein Ausdruck ihrer wieder gewonnenen Autonomie. Ein halbes Jahr später trafen sich die Therapeutin, Hannah und Tamino noch einmal und Hannah berichtete von ihrem neuen Leben.

8 Risiken und Grenzen

Aber ich weinte nicht. Denn ich war ja ein Ritter. Ich weinte nicht? Doch, doch, gerade das tat ich. Ich lag dort hinter dem Felsen, die Stirn gegen den harten Boden gepreßt, und weinte schlimmer, als ich es je in meinem ganzen Leben getan hatte. Ein guter Ritter muß auch die Wahrheit sagen. Und es ist wahr, ich weinte wegen Miramis. Ich weinte und weinte, und sobald ich an seine treuen Augen dachte, weinte ich noch mehr. Hatte die Weberin nicht gesagt, auch die hundert weißen Pferde weinten Blut wegen des geraubten Fohlens? Vielleicht war es auch Blut, was ich weinte wegen Miramis. Das weiß man nicht. Es war ja finster. Man konnte es nicht sehen. Mein Miramis mit der goldenen Mähne! Er war weg und ich würde ihn wohl nie mehr wiedersehen.

Astrid Lindgren: Mio, mein Mio

FALLBEISPIEL

Nach der Therapiestunde verbringt Hannah gerne noch Zeit am Hof. Sie setzt sich in die Koppel, am liebsten direkt neben Tamino, und sieht den Pferden zu. Immer wieder will Hannah auch nach der Stunde noch Dinge mit Tamino unternehmen. Doch auch für sie gilt die Regel, dass die Pferde nach der Therapiestunde frei haben. Tamino arbeitet sehr gerne mit den unterschiedlichen Patienten, braucht aber auch viel Ruhe und Ausgleich. Er kann sich diesbezüglich zu wenig abgrenzen und zeigt den Patienten nicht, wenn er eine Pause nötig hat. Er braucht die schützenden Bestimmungen der Therapeutin. Als ich Hannah mitteile, nach den Stunden dürfe sie nicht alleine zu den Pferden, fühlt sie sich gekränkt und abgelehnt. Es ist eine Gratwanderung, Hannah zu begren-

zen, ohne sie zu kränken. Auch während der Therapiestunden. Sie will sich spüren. Sie sucht das Risiko zusammen mit Tamino. Sie fordert das Schicksal heraus. Ich kann ihr nicht alles erlauben – zu ihrem und zu Taminos Schutz. Ihre forsch auftretende Art im Umgang mit Tamino täuscht darüber hinweg, dass sie noch vieles lernen muss und Anleitung braucht.
Meine Anweisungen und Beschränkungen ignoriert Hannah zu Beginn konsequent, außer sie beziehen sich auf Taminos Wohl. Auf ihn will sie Rücksicht nehmen. Seine Grenzen respektiert sie. Mit der Zeit lernt Hannah so, über den Umweg des Pferds, sich auch auf meine Vetos einzulassen und sieht, dass meine Anleitungen nicht gegen sie gerichtet sind.

Der Ansatz der pferdegestützten Arbeit in der Traumatherapie hat ihre Risiken und Grenzen. Bereits in Kapitel 5 haben wir auf gewisse Herausforderungen und Risiken hingewiesen, die der Einsatz von Pferden aus psychotherapeutischer Sicht mit sich bringen kann. Diese sind im Anhang nochmals systematisch dargestellt. An dieser Stelle sollen weitere grundsätzliche Risiken aber auch Grenzen dieses Ansatzes diskutiert werden.

8.1 Patient

Der Einsatz eines Pferdes in der Psychotherapie ist kein Allheilmittel und nicht für alle Patienten geeignet. Von Patient zu Patient muss neu überlegt werden, ob der Einsatz eines Pferdes zielführend ist. Zudem wird jede therapeutische Intervention auf die spezifischen Bedürfnisse des einzelnen Patienten angepasst.

Es sollte abgeklärt werden, ob bestimmte medizinische Kontraindikationen wie Allergien, Krankheiten oder Einschränkungen des Bewegungsapparates vorliegen, die den Kontakt zum Pferd oder das Reiten ausschließen. Ein gewisses Risiko von Verletzungen und Zoonosen bleibt bestehen (Bauerfeind et al. 2013). Die häufigsten Verletzungen entstehen unserer Erfahrung nach durch einen Tritt auf die Zehen, durch Bisse (vor allem, wenn Futter aus der Hand gereicht wird) oder durch Zusammenstöße der Köpfe von Patient und Pferd (Hausberger 2008).

Flucht- oder Abwehrreaktionen von Pferden können zum Erleben von Hilflosigkeit, Kontrollverlust und Gewalt führen, was gerade bei der Behandlung von Menschen mit Traumafolgestörungen sorgfältig bedacht werden muss. Dies zeigt, weshalb eine gute Auswahl und eine gezielte Ausbildung der Pferde wichtig sind. Ist die Intervention richtig geplant, sind die Risiken minimal. Die Restrisiken sollten mit den Patienten jedoch vor dem Start der Therapie besprochen werden. Um allfällige Risiken vorhersehen und ihnen vorbeugen zu können, sollten Patienten mit den Pferden nicht alleine gelassen werden.

Die richtige Ausrüstung ist unerlässlich zur Sicherheit der Patienten. Dazu gehören gutes Schuhwerk, Helm und eventuell ein Rückenprotektor. Es sollte dabei immer abgewogen werden, in welchen Situationen diese Schutzmaßnahmen notwendig sind und wann sie hinderlich sein können. So ist das entspannte Liegen auf dem Pferderücken mit einem Rückenprotektor schwierig, das Pferd kann aber in dieser Situation vom Therapeuten am Strick gesichert werden. Die Verwendung eines Helms kann ein Anlass sein, um das Thema der Selbstfürsorge aufzugreifen: Man kann mit den Patienten diskutieren, wie sie sich auch in anderen Situationen schützen können.

Weiter muss bedacht werden, dass man in einer Pferdeanlage oder auf einem Hof exponierter ist als in einem Therapiezimmer. Es kann für erwachsene Patienten beschämend sein, sich gedankenversunken auf einem Pferd an Passanten vorbeiführen zu lassen. Interaktionen mit anderen Menschen während der Therapie können im öffentlichen Raum nicht kontrolliert werden. Man sollte sich daher darauf vorbereiten.

Auch kann es sein, dass Patienten durch den Aufenthalt auf einem Reiterhof, Pferdestall oder Bauernhof, der einem nicht selbst gehört, Gewalt gegen Pferde oder andere Tiere beobachten. Das Klima in Ställen ist oft rau. Und leider gibt es immer wieder Situationen, in denen Pferde geschlagen werden. Nur schon das heftige Abklopfen der Pferde durch einen Reiter als vermeintliche Belohnung, kann von den Patienten als bedrohlich empfunden werden. Die Wahrnehmung und die Interpretation der Patienten müssen in solchen Fällen durch den Therapeuten aktiv abgefragt und aufgegriffen werden. Es ist wichtig, andere Pferdebesitzer und Stallmitarbeiter für dieses Thema und die Bedürfnisse der Patienten zu sensibilisieren.

Auch gibt es im Stallumfeld für traumatisierte Patienten potentielle Trigger, beispielsweise Seile, Gerten, Peitschen, Halfter, Strick oder Zaumzeug, deren Verwendung üblich und teils auch notwendig sind. Beim Einsatz dieser Hilfsmittel sollte man Rücksicht auf die Patienten und die Art ihrer Traumatisierung nehmen. Häufig leben in Ställen auch andere Tiere, wie Hunde oder Katzen. Vorerfahrungen und Einstellungen der Patienten zu diesen Tieren können in diesen Fällen bereits in der Anamnese abgefragt werden.

8.2 Pferde

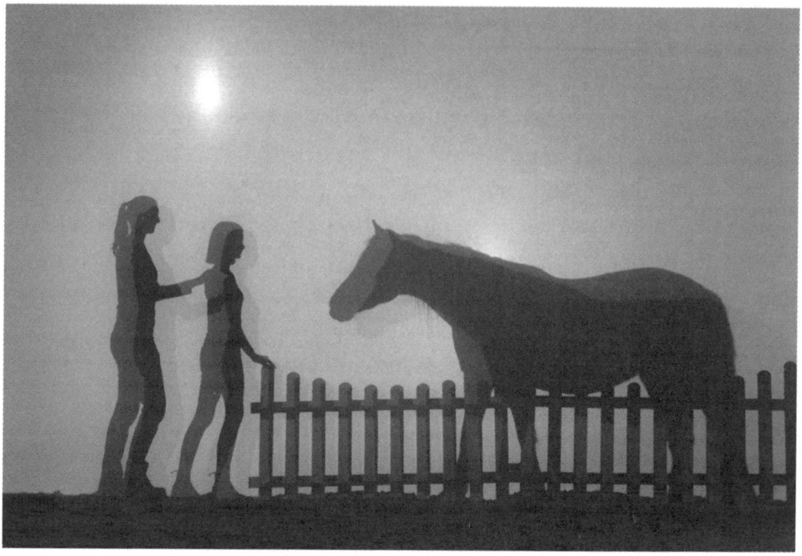

Tiere sollten grundsätzlich nur bei einem erwarteten Mehrwert für den Patienten in der Therapie eingesetzt werden. Dabei muss stets eine Abwägung zwischen den für das Pferd entstehenden Nachteilen und den für den Patienten entstehenden Vorteilen sowie vice versa gemacht werden.

In der Therapie eingesetzte Pferde sind gewissermaßen Arbeitstiere. Es ist für Pferde anspruchsvoll, mit Menschen mit einer psychischen Erkrankung zu arbeiten und sich immer wieder auf unterschiedliche Menschen einlassen zu müssen. Die Einsatzdauer muss deshalb zeitlich begrenzt sein. Auch eine Obergrenze an Einsätzen pro Tag und Woche, fixe Erholungszeiten und genügend Ausgleich (Kap. 6.4) sind aus unserer Sicht zentral. Es gibt Pferde, die mit bestimmten Gruppen von Menschen oder auch mit gewissen Einzelpersonen nichts zu tun haben wollen. Dies muss respektiert werden.

Zu einer guten Planung gehört außerdem, sich vor dem Beginn der pferdegestützten Arbeit zu überlegen, welche Aktivitäten auch rund *um* das Pferd oder gar *für* das Pferd durchgeführt werden können, ohne dass das Pferd anwesend oder direkt involviert ist. So kann das Pferd entlastet werden und es entstehen Alternativen, wenn das Pferd einmal nicht in der Verfassung für einen Einsatz ist.

Wie lange die Einsätze für Pferde idealerweise dauern und in welcher Frequenz sie stattfinden sollen, lässt sich aus unserer Sicht nicht abschließend beantworten. Es gibt keine fixen Rezepte dafür, da die Pferde je nach Rahmenbedingungen und Art des Einsatzes unterschiedlich beansprucht werden und jedes Pferd seiner Persönlichkeit entsprechend anders auf die Mitarbeit in der Therapie reagiert.

Studien zu den Auswirkungen von Therapieeinsätzen auf Pferde wären hier als Anhaltspunkte hilfreich. Leider ist die Studienlage dazu noch sehr dünn und die vorliegenden Ergebnisse sehr unterschiedlich. Eine Studie beispielsweise zeigt, dass unterschiedliche Pferde verschieden auf die gleichen Aufgaben in der Hippotherapie reagieren und der Anstieg des Stresshormons Cortisol stark mit der Persönlichkeit des Pferdes zusammenhängt (Pyle 2006). Eine Studie zum Einsatz von Pferden in der Therapie mit sechs nicht beeinträchtigten und sechs psychomotorisch auffälligen Kindern fand unter den gemessenen Stressindikatoren wie Herzrate, ACTH, ß-Endorphin, Laktat und Cortisol lediglich eine signifikante Änderung in den Cortisolwerten. Spannenderweise ergab die Untersuchung, dass Pferde ein niedrigeres Stresslevel aufwiesen, wenn sie von den Kindern mit psychomotorischen Defiziten geritten wurden als wenn sie von den nicht beeinträchtigten Kindern geritten wurden (Fazio et al. 2013). Eine mögliche Erklärung dafür ist, dass Kinder mit einer Beeinträchtigung die Pferde weniger manipulieren wollen.

Eine Studie aus dem Sportbereich zeigt, dass Pferde bei einem Springparcours besser abschneiden, wenn sie dabei einen erhöhten Cortisolspiegel aufweisen. Bei den Reitern fiel das Ergebnis gerade gegenteilig aus: Sie schnitten mit einem erhöhten Cortisolspiegel schlechter ab (Peeters et al. 2013). In einer anderen Studie wurde bei Pferden im Reitunterricht kein Unterschied im Cortisolspiegel gefunden, wenn sie von Reitanfängern im Vergleich zu Reitschülern mit mittleren Fähigkeiten geritten wurden. Zudem war der Cortisolspiegel nach der Reitstunde niedriger als zuvor (Kang/Yun 2016), was sich auch bei einer Untersuchung mit Touristen-Reitgruppen und Reitschülern zeigte (Kang/Lee 2016).

Das Hormon Cortisol ist kein einfacher Stressindikator, da es das Erregungsniveau (Arousal) wiederspiegelt, aber keine Aussage über die Qualität der Erregung liefert. Stress bei Pferden zu messen ist komplex und Eustress von Distress zu unterscheiden schwierig. Die Forschung steht hier erst ganz am Anfang. Es bleibt aktuell nichts anderes übrig, als wachsam zu bleiben und sich selbst immer wieder zu hinterfragen und weiterzubilden. Es ist hilfreich, durch den Austausch mit anderen Fachpersonen einen Blick von außen auf die eingesetzten Pferde zu gewinnen und so die eigenen „blinden Flecken" möglichst gut auszuleuchten.

Weiter müssen die Pferde körperlich gesund und fit sein, da sie Patienten mit unausbalancierten Bewegungen oder teilweise zwei Kinder gleichzeitig tragen. Dies erfordert gezieltes und aufwändiges Muskeltraining.

Zusätzlich ist der Schutz der Pferde vor Übergriffen von Patienten ein Thema. Menschen mit komplexen Traumatisierungen sowie desorganisierten Bindungsstilen können in Situationen, in denen sie einen Kontrollverlust erleben, mit kontrollierend-bestrafendem Verhalten reagieren (Julius 2009). Sie initiieren eine Rollenumkehr, indem sie ihre eigenen traumatischen Erfahrungen an das Tier weitergeben (Frick Tanner/Tanner-Frick 2016), was zu einer Gefährdung des Tieres führen kann. Erfahrungsgemäß sind gezielte Übergriffe von Patienten aber äußerst selten und können durch eine sorgfältige Anamnese fast vollständig ausgeschlossen werden. Dennoch gilt der Grundsatz, dass Pferde nicht alleine mit den Patienten gelassen werden, egal welchen Hintergrund diese mitbringen.

8.3 Therapeut

Für viele Therapeuten, die pferdegestützte Therapie auf selbständiger Basis anbieten, sind finanzielle Aspekte ein limitierender Faktor. Mit pferdegestützten Interventionen lässt sich kaum Geld verdienen, wenn man sowohl den Pferden als auch den Patienten gerecht werden will. Die Mehrkosten, die durch die Haltung der Pferde entstehen, können nicht durch einen konkurrenzfähigen Stundensatz gedeckt werden.

Die Kosten für eine pferdegestützte Traumatherapie werden, wie überhaupt tiergestützte Interventionen, von den Krankenversicherern in der Regel nicht übernommen und sind in der Grundversicherung nicht enthalten. Selbst wenn die Behandlung im Rahmen einer Psychotherapie stattfindet, die von der Versicherung gedeckt ist, können keine zusätzlichen Kosten, sondern lediglich die Leistungen des Therapeuten verrechnet werden. Es gibt einige Krankenversicherer in Deutschland, Österreich und der Schweiz, die unter Umständen über die Zusatzversicherung für einen Teil der Behandlungskosten aufkommen. In den meisten Fällen werden die Behandlungen aber privat bezahlt oder über Stiftungen und Sponsorengelder gedeckt (Gäng et al. 2010; Hölscher-Regener 2015; Slojewski/Heselhaus 2017).

Außerdem darf man nicht unterschätzen, dass viele Therapeuten, die pferdegestützt arbeiten, Einzelkämpfer sind. Man muss sich aktiv um Austauschmöglichkeiten, Fortbildung, Intervision und Supervision kümmern, teilweise auch über die Landesgrenzen hinaus.

9 Ausblick

Wir gingen unter den Silberpappeln entlang. Die Dämmerung lag wie ein weißer blauer Nebel über dem ganzen Rosengarten. Die weißen Vögel waren in ihre Nester gekrochen. Aber in der Spitze der höchsten Silberpappel saß Trauervogel. Er allein sang. Ich weiß nicht, wovon er jetzt sang, da alle geraubten Kinder nach Hause gekommen waren. Aber ich glaube, Trauervogel hat wohl immer etwas, wovon er singen kann.

Astrid Lindgren: Mio, mein Mio

FALLBEISPIEL

Fünf Jahre später stirbt Hannahs Mutter. Hannah ruft im Stall an und fragt nach Tamino. An die Therapeutin erinnert sie sich vage. Eine Woche später kommt Hannah auf Besuch. Ich freue mich zu hören, wie sie ihre Ressourcen nutzt. Sie führt nun ein selbstbestimmtes Leben, pflegt Freundschaften und hat ihren Platz in der Gesellschaft gefunden.
Danke, Hannah, dass wir an deiner Seite lernen durften.

Das vorliegende Buch stellt den Versuch dar, auf der Basis unser eigenen Erfahrungen sowie des aktuellen Forschungsstandes bis Anfang des Jahres 2017, Grundlagen und Umsetzungsmöglichkeiten von pferdegestützter Traumatherapie aufzuzeigen. Es ist nicht möglich, diesen Ansatz in seiner ganzen Komplexität darzustellen. Auch wissen wir noch zu wenig. Es gibt noch kein „state of the art", kein „richtig" oder „falsch", vieles kann noch nicht belegt werden. Es braucht noch viel mehr Forschung und es braucht noch mehr Berufskollegen, die sich auf das Wagnis der pferdegestützten Traumatherapie einlassen und ihre Erfahrungen miteinbringen. Denn sowohl die tiergestützte Psychotherapie wie auch die Traumatherapie mit Pferden im engeren Sinne sind Gebiete, die gerade erst dabei sind, sich zu verstehen, sich zu definieren, sich zu reflektieren und sich wissenschaftlich zu überprüfen. Sie verändern sich kontinuierlich und entwickeln sich weiter.

Und trotzdem haben wir uns mit diesem Buch festgelegt. Denn wir hoffen, dass wir unserem Ziel so ein Stück näher kommen: einen Ausgangspunkt für die pferdegestützte Traumatherapie zu schaffen. Wir wünschen uns davon ausgehend kritische und konstruktive Diskussionen über alle Disziplinen hinweg, die das Feld der tiergestützten Psychotherapie weiterbringen und an denen wir hoffentlich über das bisher Geschriebene hinauswachsen.

10 Anhang

An dieser Stelle sind die in Kapitel 5 beschriebenen Wirkmechanismen und Effekte von pferdegestützter Traumatherapie nochmals stichwortartig zusammengefasst. Die aufgeführten Herausforderungen sehen wir nicht als Kontraindikation für eine tiergestützte Therapie. Wir erachten es aber als wichtig zu reflektieren, dass der Einbezug von Tieren auch Risiken birgt, die sich nachteilig auf die Therapie auswirken können, wenn man sich ihnen nicht genügend bewusst ist.

Tab. 2: Übersicht über tierart-unspezifische Wirkmechanismen und deren positive Effekte auf die therapeutische Arbeit sowie Herausforderungen und Risiken, die mit dem Einbezug eines Tieres auftreten können.

Wirkmechanismen	Positive Effekte	Herausforderungen und Risiken
Veränderung des therapeutischen Settings Erweiterung der Beziehungsebenen durch Triade (oder Diamantmodell)	– Beobachten des Therapeuten, Modelllernen – Ermöglicht dem Therapeuten Diagnostik – Triangulierung	– Tier lenkt ab – Setting wird komplexer und anspruchsvoller – Konkurrenz um die Aufmerksamkeit des Therapeuten
Gemeinsamer Fokus von Therapeut und Patient auf etwas Drittes	– Asymmetrisches Gefälle wird verringert	– Rolle des Therapeuten kann diffus werden
Tiere als „Eisbrecher“, sozialer Katalysator und „Brückenbauer“	– Aufnahme der Therapie fällt leichter – Inneres Kind und Caregiving-System wird angesprochen – Meist spontane Reaktionen	– Unterschiedliche kulturelle und soziale Konnotationen von Tieren – Übergriffiges Verhalten des Patienten dem Tier gegenüber

Wirkmechanismen	Positive Effekte	Herausforderungen und Risiken
Intrinsische Motivation	– Hohe Motivation, in Beziehung zu treten – Aufnahme der Therapie fällt leichter	– Gefahr, dass die Patienten sich überfordern
Wertfreie Begegnung durch nicht-evaluative Eigenschaft von Tieren	– Gefühl des Angenommenseins – Reduktion des gefühlten Anpassungsdruckes	– Verschleierung gesellschaftlicher Anforderungen – Auch Tiere haben eigene Ziele
Keinen Leistungsanspruch an den Patienten	– Reduktion des gefühlten Anpassungsdruckes	– Verschleiert Tatsache, dass Therapie aufgesucht wird, um etwas zu verändern.
Tiere zeigen, was sie denken und fühlen, Echtheit	– Sicheres Gefühl – Authentisches Gegenüber	– Kann verletzend sein (wenn sich Tier bspw. abwendet)
Rollenwechsel	– Möglichkeit zu konkreten Fürsorgehandlungen – Erhöht Selbstwirksamkeit, Selbstwert und stärkt Selbstkonzept	– Erschrecken durch Ausführen von Täterrollenanteilen (Disziplin einfordern gegenüber Tier)
Nonverbale Kommunikation	– Ganzheitliche und mit Emotion gekoppelte Kommunikation – Fördert Zugang zum eigenen Körper und das Sich-Spüren – Verständnis für Ursache und Wirkung des eigenen Verhaltens wird gefördert	– Lädt ein zur Regression – Verstärkt Vermeidungstendenzen (des Therapeuten und Patienten), Dinge nicht in Worte zu fassen. – Missverständnisse und unausgesprochene Deutungen
Nähe, Körperkontakt und Zärtlichkeit	– Möglichkeit, körperliche Nähe zu genießen – Angenehme Empfindungen in Bezug auf ungefährliche Nähe – Keine gesellschaftliche Konnotation von körperlicher Nähe – Taktile Reize lösen physiologische Reaktionen aus	– Stürmische Tiere – Angst, Ekel – Kann Trigger darstellen – Allergien – Zoonosen
Handlungsorientierung	– Konkrete, alltagsnahe und transfertaugliche Erfahrungen – Beziehungserfahrung im Hier und Jetzt	– Zu geringer Anteil an Wissensvermittlung – Vermeiden unangenehmer Gefühle durch das Tätigsein
Ressourcenorientierung	– Ressourcen des Patienten sind im Fokus	– Förderung der Vermeidungstendenzen bezüglich Veränderung

Wirkmechanismen	Positive Effekte	Herausforderungen und Risiken
Möglichkeit für Probehandeln	– Einüben neuer Verhaltensweisen – Alternative Erfahrung wird leichter möglich	– Transfer auf zwischenmenschliche Beziehung nicht immer einfach
Rolle als Lehrer für das Tier kann eingenommen werden	– Selbstdisziplin wird geübt, indem dem Tier Disziplin gelehrt wird – Lehren von Regulation von Autonomie und Regression beim Tier fördert dies auch beim Patienten selbst	– Eigene Erfahrungen können an das Tier weitergegeben werden (Abwertung oder Übergriffe)
Aktualisierung von Gedanken und Gefühlen	– Möglichkeit zur Wahrnehmung und Reflexion von Gedanken und Gefühlen – Exposition – Einüben neuer Verhaltensweisen	– Heftige Reaktionen können ausgelöst werden – Gefahr von Retraumatisierung
Lebendigkeit, konstante Impulse durch das Tier	– Verankerung im Hier und Jetzt – Achtsamkeit wird gefördert – Anti-dissoziative Wirkung	– Kann Trigger darstellen – Verstärkt Vermeidungstendenzen (des Therapeuten und Patienten), Dinge nicht in Worte zu fassen.
Eigenleben des Tieres, Verhalten nicht vorhersagbar und keinen menschlichen sozialen Konventionen unterworfen	– Spontaneität, Spaß, Motivation, Humor	– Therapie nicht vollständig planbar – Es können real gefährliche Situationen entstehen
Tier als Projektionsfläche	– Erlaubte Idealisierung (das Pferd als Popstar) – Ort, wo Phantasie und Realität sich konfliktfrei begegnen – Einfacherer Zugang zu eigenen Wünschen und Konflikten	– Surrogat für das Eigene, lenkt vom „Ich“ ab
Tiere als Stellvertreter für schwierige Lebenserfahrungen	– Identifikation mit dem Tier und Lernen am Modell – Auseinandersetzung mit Macht, Ohnmacht und Gewalt	– Ohnmacht gegenüber dem Bewusstsein der Endlichkeit

Tab. 3: Übersicht über pferdespezifische Wirkmechanismen, positive Effekte sowie Herausforderungen und Risiken in der pferdegestützten therapeutischen Arbeit.

Wirkmechanismen	Positive Effekte	Herausforderungen und Risiken
Physische Größe	– Stolz, Respekt, Selbstbewusstsein – Reiten, sich tragen lassen	– Verletzungsgefahr – Sich unterlegen oder ausgeliefert fühlen
Gesellschaftliche Konnotationen, Pferd als Symbol (Prestigeobjekt, Archetyp)	– Identifikationsmöglichkeit – Anerkennung von außen	– negative Konnotationen – Pferde als „Mädchensache" kann für Jungen schwierig sein
Dreidimensionale Bewegungsimpulse beim Reiten	– Entspannung wird gefördert – Rhythmisierung – Synchronisation – Konfrontation mit eigenem Körper – Das Gehirn wird angeregt und die Bewegungskoordination, der Gleichgewichtssinn sowie die Aufmerksamkeit gefördert	– Gefahr des Runterfallens – Kann Trigger darstellen – Körperliche Konfrontation mit Regionen um die Geschlechtsorgane – Sexualisierung – Kann Regression fördern
Getragen-werden beim Reiten	– Die Welt aus einer anderen Perspektive sehen – Verantwortung abgeben – Vertrauen und Geborgenheit	– Konfrontation mit Kontrollverlust – Kann Regression fördern
Einflussnehmen, Selbstwirksamkeit	– Sich als selbstwirksam erleben – Kontrolle ausüben können – Unterstützung einer Metaposition zum Thema Macht/Einfluss/Kontrolle	– Kontrollverlust und Ohnmachtsgefühle (wenn Einfluss nicht wirkt) – Erfahrung, dass man selbst Gewalt ausüben muss/kann (selbst Täter sein) – Lust an Aggression und Gewalt (Weitergabe eigener Erfahrungen)
Körperorientierung	– Bietet Möglichkeit zur Körperarbeit	– Kann Trigger darstellen
Nonverbale Kommunikation, Bewegungsdialog	– Ganzheitliche und mit Emotion gekoppelte Kommunikation – Fördert Zugang zum Körper und das Sich-Spüren – Sichtbar machen von Abstimmungsprozessen – Fördert die Mentalisierungsfähigkeit	– Lädt ein zur Regression – Verstärkt Vermeidungstendenzen (des Therapeuten und Patienten), Dinge nicht in Worte zu fassen – Missverständnisse und unausgesprochene Deutungen

Wirkmechanismen	Positive Effekte	Herausforderungen und Risiken
Basales nonverbales Beziehungsangebot	– Spricht tiefes menschliches Bedürfnis nach Bindung und Beziehung an – Ressourcenaktivierung	– Fördert Konfluenz und Regression
Atemfrequenz und Herzfrequenz	– Regulation von Arousal – Entspannung	– Nervöse Pferde übertragen Angst
Pferde als soziallebende Tiere	– Beobachtung der Herdendynamik sowie Sympathie und Antipathie – Hohe Kooperationsbereitschaft, wollen in Interaktion treten	– Pferde haben kein ethisches und moralisches Verständnis (Pferde wenden bei Bedarf Gewalt an)
Fluchtinstinkt, Pferde als „Angstpatienten“	– Psychoedukationsmöglichkeit – Beobachtung, wie Angst entsteht und sich auflösen kann – Lernen am Modell	– Reale Gefährdung

Literatur

Achilli, A., Olivieri, A., Soares, P., Lancioni, H., Kashani, B.H., Perego, U.A. et al. (2012). Mitochondrial genomes from modern horses reveal the major haplogroups that underwent domestication. *Proceedings of the National Academy of Sciences of the United States of America, 109*(7), 2449–2454. doi:10.1073/pnas.1111637109

Adolph, H. & Euler, H.A. (1994). Warum Mädchen und Frauen reiten: Eine empirische Untersuchung. In P. Kaul & K.W. Zimmermann (Eds.), *Psychomotorik in Forschung und Praxis* (Vol. 1, pp. 1–112). Kassel: Gesamthochschul-Bibliothek.

American Psychiatric Association (Ed.) (2015). *Diagnostisches und Statistisches Manual Psychischer Störungen DSM-5*. Göttingen: Hogrefe.

Amici, F. (2019). Memories of emotional expressions in horses. *Learning & Behavior, 47*(3),191–192. https://doi.org/10.3758/s13420-018-0363-9

Asendorpf, J.B. (2015). *Persönlichkeitspsychologie für Bachelor*. Berlin: Springer-Verlag.

Aust, S. & van Dongen, I. (2014). *Wer beeinflusst wen? Interaktion zwischen Klient, Pferd und Therapeut*. Leeuwarden: Hogeschool Van Hall Larenstein.

Austin, N.P. & Rogers, L.J. (2007). Asymmetry of flight and escape turning responses in horses. *Laterality, 12*(5), 464–474. doi:10.1080/13576500701495307

Bachi, K. (2013). Application of attachment theory to equine-facilitated psychotherapy. *Journal of Contemporary Psychotherapy, 43*(3), 187–196. doi:10.1007/s10879-013-9232-1

Bachi, K., Terkel, J. & Teichman, M. (2012). Equine-facilitated psychotherapy for at-risk adolescents The influence on self-image, self-control and trust. *Clinical Child Psychology and Psychiatry, 17*(2), 298–312. doi:10.1177/1359104511404177

Baierl, M. & Frey, K. (Eds.). (2016). *Praxishandbuch Traumapädagogik. Lebensfreude, Sicherheit und Geborgenheit für Kinder und Jugendliche*. Göttingen: Vandenhoeck & Ruprecht.

Balluerka, N., Muela, A., Amiano, N. & Caldentey, M. A. (2014). Influence of animal-assisted therapy (AAT) on the attachment representations of youth in residential care. *Children and Youth Services Review, 42*(C), 103–109. doi:10.1016/j.childyouth.2014.04.007

Barker, S. B. & Dawson, K. S. (1998). The effects of animal-assisted therapy on anxiety ratings of hospitalized psychiatric patients. *Psychiatric Services, 49*(6), 797–801.

Barnow, S. & Lotz, J. (2013). Stabilisierung und Affektregulation. In A. Maercker (Ed.), *Posttraumatische Belastungsstörungen* (4. ed., pp. 205–221). Berlin: Springer-Verlag.

Bartl, G. & Pesendorfer, F. (Eds.). (1989). *Strukturbildung im therapeutischen Prozess*. Wien: Literas.

Basile, M., Boivin, S., Boutin, A., Blois-Heulin, C., Hausberger, M. & Lemasson, A. (2009). Socially dependent auditory laterality in domestic horses (Equus caballus). *Animal Cognition, 12*(4), 611–619. doi:10.1007/s10071-009-0220-5

Bauerfeind, R., Kimmig, P., Schiefer, H. G., Schwarz, T., Slenczka, W. & Zahner, H. (2013). *Zoonosen. Zwischen Tier und Mensch übertragbare Infektionskrankheiten*. Köln: Deutscher Ärzte-Verlag.

Baum, D. (1996). Heilpädagogisches Voltigieren/Reiten mit psychisch kranken Menschen. In Deutsches Kuratorium für Therapeutisches Reiten e. V. (Ed.), *Die Arbeit mit dem Pferd in Psychiatrie und Psychotherapie* (2nd ed., pp. 37–42). Warendorf: DKThR.

Baum, D. & Frey, D. (1996). Das Voltigieren mit psychisch kranken Menschen als heilpädagogische Maßnahme. In Deutsches Kuratorium für Therapeutisches Reiten e. V. (Ed.), *Die Arbeit mit dem Pferd in Psychiatrie und Psychotherapie* (2nd ed., pp. 24–26). Warendorf: DKThR.

Baum, M. (1991). *Das Pferd als Symbol. Zur kulturellen Bedeutung einer Symbiose*. Frankfurt am Main: Fischer Taschenbuch Verlag.

Bausum, J., Besser, L.-U., Kühn, M. & Weiß, W. (Eds.). (2013). *Traumapädagogik. Grundlagen, Arbeitsfelder und Methoden für die pädagogische Praxis*. Weinheim: Beltz Juventa.

Beebe, B. & Lachmann, F. M. (2004). *Säuglingsforschung und die Psychotherapie Erwachsener*. Stuttgart: Klett-Cotta.

Beetz, A. (2019). Tiere in der Therapie – wissenschaftliche Grundlagen. In G. Petzold, B. Ellerbrock & R. Hömberg (Eds.), *Neue Naturtherapien. Handbuch der Garten-, Landschafts-, Wald- und Tiergestützten Therapie* (Band 1). Bielefeld: AISTHESIS psyche.

Beetz, A., Ernst, C. & Schöfmann, I. (2016a). Hundegestützte Intervention in der Therapie PTBS-erkrankter Soldaten. Eine Pilotstudie: Wirkt der Helfer auf vier Pfoten? *Wehrmedizin und Wehrpharmazie, 1*, 48–51.

Beetz, A., Hediger, K. & Turner, D. C. (2016b). IAHAIO Weissbuch 2014. Definition der IAHAIO für tiergestützte Interventionen und Richtlinien für das Wohlbefinden der beteiligten Tiere. *Tiergestützte, 1*, 32–35.

Beetz, A., Uvnäs-Moberg, K., Julius, H. & Kotrschal, K. (2012). Psychosocial and psychophysiological effects of human-animal interactions. The possible role of oxytocin. *Frontiers in Psychology, 3*, 234. doi:10.3389/fpsyg.2012.00234

Beetz, A. M. (2017). Theories and possible processes of action in animal assisted interventions. *Applied Developmental Science*, 1–11. doi:10.1080/10888691.2016.1262263

Bergen-Cico, D., Smith, Y., Wolford, K., Gooley, C., Hannon, K., Woodruff, R., Spicer, M. & Gump, B. (2018). Dog ownership and training reduces post-traumatic stress symptoms and increases self-compassion among veterans. Results of a longitudinal control study. *The Journal of Alternative and Complementary Medicine, 24*(12), 1166–1175. doi:10.1089/acm.2018.0179

Berget, B., Grepperud, S., Aasland, O. G. & Braastad, B. O. (2013). Animal-assisted interventions and psychiatric disorders. Knowledge and attitudes among general practitioners, psychiatrists, and psychologists. *Society & Animals, 21*, 284–293.

Bernabei, V., De Ronchi, D., La Ferla, T., Moretti, F., Tonelli, L., Ferrari, B. et al. (2013). Animal-assisted interventions for elderly patients affected by dementia or psychiatric disorders. A review. *Journal of Psychiatric Research, 47*(6), 762–773. doi:10.1016/j.jpsychires.2012.12.014

Bingold, C. A. (2010). EquiVetInfo. Retrieved January 20, 2020 from http://home.equivetinfo.de

Birke, L. (2007). „Learning to speak horse". The culture of „Natural horsemanship". *Society & Animals, 15*(3), 217–239. doi:10.1163/156853007X217177

Bisson, J. I., Roberts, N. P., Andrew, M., Cooper, R. & Lewis, C. (2013). Psychological therapies for chronic post-traumatic stress disorder (PTSD) in adults. *The Cochrane Database of Systematic Reviews* (12), CD003388. doi:10.1002/14651858.CD003388.pub4

Bohmert, K. (2016). Recht & Sicherheit. Rechts- und Versicherungswesen beim Mieten von Pferden für die Heilpädagogische Förderung mit dem Pferd in Deutschland. *Mensch und Pferd International, 4*, 168–172.

Bohnet, W. (2007). Ausdrucksverhalten zur Beurteilung von Befindlichkeiten bei Pferden. *Deutsche Tierärztliche Wochenschrift, 114*(3), 91–97.

Borgi, M., Loliva, D., Cerino, S., Chiarotti, F., Venerosi, A., Bramini, M. et al.

(2016). Effectiveness of a standardized equine-assisted therapy program for children with Autism Spectrum Disorder. *Journal of Autism and Developmental Disorders, 46*(1), 1–9. doi:10.1007/s10803-015-2530-6

Brandenberger, G. (2016). Pferdegestützte Therapie in der Jugendpsychiatrie. In M. Gäng (Ed.), *Therapeutisches Reiten* (pp. 42–52). München: Ernst Reinhardt Verlag.

Brandt, C. (2013). Equine-facilitated psychotherapy as a complementary treatment intervention. *The Practitioner Scholar: Journal of Counselling and Professional Psychology, 2*, 23–42.

Brazelton, T.B. & Cramer, B.G. (1991). *The earliest relationship. Parents, infants and the drama of early attachment*. London: Karnac.

Breiter, A. & Hein, B. (1996). Therapeutisches Reiten mit akut psychisch kranken Menschen in einer Klinik für Psychiatrie und Neurologie. In Deutsches Kuratorium für Therapeutisches Reiten e.V. (Ed.), *Die Arbeit mit dem Pferd in Psychiatrie und Psychotherapie* (2nd ed., pp. 51–56). Warendorf: DKThR.

Briefer, E.F., Maigrot, A.L., Mandel, R., Freymond, S.B., Bachmann, I. & Hillmann, E. (2015). Segregation of information about emotional arousal and valence in horse whinnies. *Scientific Reports, 4*, 9989. doi:10.1038/srep09989

Brühwiler Senn, R. (2016). Personenzentrierter Ansatz und körperorientierte Interventionen im Therapeutischen Reiten. In M. Gäng (Ed.), *Therapeutisches Reiten* (pp. 18–28). München: Ernst Reinhardt Verlag.

Burton, L.E., Qeadan, F. & Burge, M.R. (2019). Efficacy of equine-assisted psychotherapy in veterans with posttraumatic stress disorder. *Journal of Integrative Medicine, 17*(1), 14–19. doi:10.1016/j.joim.2018.11.001

Calvo, P., Fortuny, J.R., Guzman, S., Macias, C., Bowen, J., Garcia, M.L. et al. (2016). Animal Assisted Therapy (AAT) program as a useful adjunct to conventional psychosocial rehabilitation for patients with schizophrenia. Results of a small-scale randomized controlled trial. *Frontiers in Psychology, 7*, 631. doi:10.3389/fpsyg.2016.00631

Cameron, E.Z., Setsaat, T.H. & Klinklater, W.L. (2009). Social bonds between unrelated females increase reproductive success in feral horses. *Proceedings of the National Academy of Sciences of the United States of America-Biological Sciences, 106*(33), 13850–13853. doi:10.1073/pnas.0900639106

Cepeda, J.N. (2011). *Equine-assisted psychotherapy. A manual for therapists in private practice*. Azusa, CA: Azusa Pacific University.

Claus, A. (2000). *Tierbesuch und Tierhaltung im Krankenhaus*. München: Ludwig-Maximilians Universität.

Cloitre, M., Koenen, K.C., Cohen, L.R. & Han, H. (2002). Skills training in affective and interpersonal regulation followed by exposure: a phase-based treatment for PTSD related to childhood abuse. *Journal of consulting and clinical psychology*, 70(5), 1067–1074.

Coletta, C.N. (2010). *Animal-assisted therapy. A group therapy treatment manual for children exposed to trauma*. Unveröffentlichte Dissertation, University of Hartford.

Corson, S.A. & Corson, E.D. (1981). Pet dogs as nonverbal communication links in hospital psychiatry. In B. Folge (Ed.), *Interrelations between people and pets* (pp. 146–174). Springfield, IL: Charles C Thomas.

Cotoc, C., An, R. & Klonoff-Cohen, H. (2019). Pediatric oncology and animal-assisted interventions: A systematic review. *Holistic Nursing Practice, 33*(2), 101–110. doi:10.1097/HNP.0000000000000313

Craven, M.B. (2013). *Effectiveness of equine assisted psychotherapy in the treatment of veterans with posttraumatic stress disorder*. Texas: A&M University.

Csikszentmihalyi, M. (2010). *Flow. Das Geheimnis des Glücks*. Stuttgart: Klett-Cotta.

Cusack, K., Jonas, D.E., Forneris, C.A., Wines, C., Sonis, J., Middleton, J.C. et al. (2016). Psychological treatments for adults with posttraumatic stress disorder: A systematic review and meta-analysis. *Clinical Psychology Review, 43*, 128–141. doi:10.1016/j.cpr.2015.10.003

Dalla Costa, E., Minero, M., Lebelt, D., Stucke, D., Canali, E. & Leach, M.C. (2014). Development of the Horse Grimace Scale (HGS) as a pain assessment tool in horses undergoing routine castration. *PLoS One, 9*(3), e92281. doi:10.1371/journal.pone.0092281

Davis, D.L., Maurstad, A. & Dean, S. (2015). My horse is my therapist. The medicalization of pleasure among women equestrians. *Medical Anthropology Quarterly, 29*(3), 298–315. doi:10.1111/maq.12162

Deutsche Reiterliche Vereinigung e.V. (2018). *Richtlinien für Reiten und Fahren, Band 1. Grundausbildung für Reiter und Pferd*. Warendorf: FN-Verlag.

Deutsches Kuratorium für Therapeutisches Reiten e.V. (DKThR). (2005). *Die Arbeit mit dem Pferd in Psychiatrie und Psychotherapie*. Warendorf: DKThR.

Dietz, T.J., Davis, D. & Pennings, J. (2012). Evaluating animal-assisted therapy in group treatment for child sexual abuse. *Journal of Child Sexual Abuse, 21*(6), 665–683. doi:10.1080/10538712.2012.726700

Dilling, H., Mombour, W. & Schmidt, M.H. (Eds.). (2015). *Internationale Klassifi-*

kation psychischer Störungen. ICD-10 Kapitel V (F) – Klinisch-diagnostische Leitlinien (10. ed.). Bern: Hogrefe.

Döhrer, S., Schöfmann, I. & Beetz, A. (2014). H. I.T. – Hundegestützte Intervention in der Therapie PTBS-erkrankter Soldaten – Neue Wege, neue Möglichkeiten? *Wehrmedizin & Wehrpharmazie, 3*, 46–48.

Duncan, R.C., Critchley, S. & Marland, J. (2014). Can Praxis. A model of Equine Assisted Learning (EAL) for PTSD. *Canadian Military Journal, 14*(2), 64–69.

Earles, J.L., Vernon, L.L. & Yetz, J.P. (2015). Equine-assisted therapy for anxiety and posttraumatic stress symptoms. *Journal of Traumatic Stress, 28*(2), 149–152. doi:10.1002/jts.21990

Ehlers, A. & Clark, D.M. (2000). A cognitive model of posttraumatic stress disorder. *Behaviour Research and Therapy, 38*(4), 319–345.

Ehlers, A., Clark, D.M., Hackmann, A., McManus, F. & Fennell, M. (2005). Cognitive therapy for post-traumatic stress disorder: development and evaluation. *Behaviour research and therapy, 43(4), 413–431.*

Fachgruppe Arbeit mit dem Pferd in der Psychotherapie (FAPP) & Deutsches Kuratorium für Therapeutisches Reiten e.V. (DKThR). (2008). *Psychotherapie mit dem Pferd. Beiträge aus der Praxis*. Warendorf: FN-Verlag.

Fazio, E., Medica, P., Cravana, C. & Ferlazzo, A. (2013). Hypothalamic-pituitary-adrenal axis responses of horses to therapeutic riding program. Effects of different riders. *Physiology & Behaviour, 118*, 138–143. doi:10.1016/j.physbeh.2013.05.009

Feist, J.D. & McCullough, D.R. (1976). Behavior patterns and communication in feral horses. *Zeitschrift für Tierpsychologie, 41*(4), 337–371.

Feldman, R. (2007). Parent-infant synchrony and the construction of shared timing. Physiological precursors, developmental outcomes, and risk conditions. *Journal of Child Psychology and Psychiatry, 48*(3–4), 329–354. doi:10.1111/j.1469-7610.2006.01701.x

Ferdowsian, H.R., Durham, D.L., Kimwele, C. Kranendonk, G., Otali, E., Akugizibwe, A. et al. (2011). Signs of mood and anxiety disorders in chimpanzees. *PLoS One*, 6, e19855. doi:10.1371/journal.pone.0019855

Fine, A.H. (Ed.). (2019). *Handbook on Animal-Assisted Therapy. Foundations and Guidelines for Animal-Assisted Interventions* (5th ed.). London: Elsevier.

Fine, A.H. (2015). Incorporating animal-assisted interventions into psychotherapy: Guidelines and suggestions for therapists. In A.H. Fine (Ed.), *Handbook on animal-assisted therapy* (4th ed., pp. 141–155). Amsterdam: Elsevier.

Fischer, G. (2000). *Mehrdimensionale psychodynamische Traumatherapie MPTT: Manual zur Behandlung psychotraumatischer Störungen.* Heidelberg: Asanger.

Fischer, S. (2011). *Psychodynamisch orientierte Diagnostik in der Equotherapie.* Unveröffentlichte Diplomarbeit, Universität Wien.

Fleck, C. A. (1992). Hippotherapy: Mechanics of human walking and horseback riding. In B.T. Engel (Ed.), *Rehabilitation with the aid of the horse. A collection of studies*. Durango: Barbara Engel Therapy Services.

Foa, E. B., Hembree, E. A. & Rothbaum, B. O. (2007). *Prolonged exposure therapy for PTSD. Emotional processing of traumatic experiences.* New York: Oxford University Press.

Fonagy, P., Gergely, G., Jurist, E. L. & Target, M. (2015). *Affektregulierung, Mentalisierung und die Entwicklung des Selbst*. Stuttgart: Klett-Cotta.

Fraser, D. (2008). *Understanding animal welfare. The science in its cultural context*. Oxford: Wiley-Blackwell.

Frewin, K. & Gardiner, B. (2005). New age or old sage? A review of equine-assisted psychotherapy. *Australian Journal of Counseling Psychology, 6*, 13–17.

Frick Tanner, E. & Tanner-Frick, R. (2016). *Praxis der tiergestützten Psychotherapie*. Bern: Hogrefe.

Friedsam, C. (1996). Therapeutisches Reiten mit Borderline-Patienten. In Deutsches Kuratorium für Therapeutisches Reiten e.V. (Ed.), *Die Arbeit mit dem Pferd in Psychiatrie und Psychotherapie* (2nd ed., pp. 64–66). Warendorf: DKThR.

Fureix, C., Jego, P., Henry, S., Lansade, L. & Hausberger, M. (2012). Towards an ethological animal model of depression? A study on horses. *PLoS One, 7*(6), e39280. doi:10.1371/journal.pone.0039280

Furst, G. (2015). Helping war veterans with posttraumatic stress disorder. Incarcerated individuals' role in therapeutic animal programs. *Journal of Psychosocial Nursing and Mental Health Services, 54*(5), 49–57. doi:10.3928/02793695-20160420-07

Gahleitner, S. B., Katz-Bernstein, N. & Pröll-List, U. (2013). Das Konzept des „Safe Place" in Theorie und Praxis der Kinder- und Jugendlichenpsychotherapie. *resonanzen – E-Journal für biopsychosoziale Dialoge in Psychotherapie, Supervision und Beratung, 1*(2), 165–185. Retrieved January 20,2020 from http://resonanzen-journal.org/index.php/resonanzen/article/view/237.

Gäng, M. (2016). *Therapeutisches Reiten (3., erweiterte und neu gestaltete Aufl.)*. München: Ernst Reinhardt Verlag.

Gäng, M., Hölscher-Regener, R. & Robier, C. (2010). Forum. Finanzierung von Förderung und Therapie mit dem Pferd. Teil 2: Finanzierung der Heilpädagogischen Förderung mit dem Pferd in Deutschland, Österreich und der Schweiz. *Mensch und Pferd International, 1*, 20–25.

Ganser, G. (2017). *Hundegestützte Psychotherapie. Einbindung eines Hundes in die psychotherapeutische Praxis*. Stuttgart: Schattauer.

Ganser, G. (2014). Der Einsatz eines Therapiehundes in der tiefenpsychologischen Kinderpsychotherapie. *Psychotherapeutenjournal, 13*(1), 17–23.

Gansterer, U.-D. (2011). *Equotherapie und Mentalisierung. Analogien frühkindlicher und equotherapeutischer nonverbaler Interaktionsprozesse*. Unveröffentlichte Diplomarbeit, Universität Wien.

Gansterer, U.-D., Fischer, S. & Poinstingl, K. (2011). *Forschungsgruppe „Equotherapie". Erhebung nonverbaler Kommunikationsmuster zwischen Pferd und Mensch mittels Videoanalyse.*

Gehrke, E.K., Myers, M.P. & Garman, K. (2016). Pilot study on impact on balance of autonomic nervous system during equine-assisted coaching: Simultaneous heart rate variability in horses, coach, and client. *International Journal for Human Caring, 20*(1), 12–14. doi:10.20467/1091-5710-20.1.12

Gehrke, E.K., Noquez, A.E., Ranke, P.L. & Myers, M.P. (2018). Measuring the psychophysiological changes in combat veterans participating in an equine therapy program. *Journal of Military, Veteran and Family Health, 4*(1), 60–69. doi:10.3138/jmvfh.2017-0015

Germain, S.M., Wilkie, K.D., Milbourne, V.M.K. & Theule, J. (2018). Animal-assisted psychotherapy and trauma: A meta-analysis. *Anthrozoös, 31*(2), 141–164. doi:10.1080/08927936.2018.1434044

Gersons, B.P.R., Meewisse, M.L. & Nijdam, M.J. (2015). Brief eclectic psychotherapy for PTSD. In U. Schnyder & M. Cloitre (Eds.), *Evidence Based Treatments for Trauma-Related Psychological Disorders* (pp. 255–276). Cham: Springer.

Gillies, D., Maiocchi, L., Bhandari, A.P., Taylor, F., Gray, C. & O'Brien, L. (2016). Psychological therapies for children and adolescents exposed to trauma. *The Cochrane Database of Systematic Reviews, 10*, CD012371. doi:10.1002/14651858.CD012371

Glatthaar, A. (2012). *Pferde unter sich. Verhalten und Verständigung*. Schondorf: Wu Wei Verlag.

Gleerup, K.B., Forkman, B., Lindegaard, C. & Andersen, P.H. (2015). An equine pain face. *Veterinary Anaesthesia and Analgesia, 42*(1), 103–114. doi:10.1111/vaa.12212

Goddard, A.T. & Gilmer, M.J. (2015). The role and impact of animals with pediatric patients. *Pediatric Nursing, 41*(2), 65–71.

Gomolla, A. (Ed.). (2016). *Theorieeinblicke und Praxisberichte aus der pferdegestützten Verhaltenstherapie mit Erwachsenen* (Vol. 1). Norderstedt: Books on Demand.

Gomolla, A., Appelles, L. & Juliane, F. (2011). *Auswirkungen der Bewegungsimpulse vom Pferd auf den Reiter*. Konstanz: GREAT.

Grandgeorge, M., Gautier, Y., Brugaillères, P., Tiercelin, I., Jacq, C., Lebret, M.-C. & Hausberger, M. (2017). *Social rivalry triggers visual attention in children with autism spectrum disorders*, 7(1), 10029. doi:10.1038/s41598-017-09745-6.

Grandin, T. (2016). Behavioral principles of livestock handling. Retrieved January 20,2020 from http://www.grandin.com/references/new.corral.html

Grawe, K., Donati, R. & Bernauer, F. (1994). *Psychotherapie im Wandel. Von der Konfession zur Profession*. Göttingen: Hogrefe.

Griffioen, R., Van der Steen, S., Cox, R., Verheggen, T. & Enders-Slegers, M.-J. (2019). *Changes in behavioural synchrony during dog-assisted therapy for children with Down syndrome and Autism spectrum disorders., Journal of Applied Research in Intellectual Disabilities*, 1–11. doi: 10.1111/jar.12682

Grimm, H. & Otterstedt, C. (2012). *Das Tier an sich. Disziplinenübergreifende Perspektiven für neue Wege im wissenschaftsbasierten Tierschutz*. Göttingen: Vandenhoeck & Ruprecht.

Grimm, H. & Wild, M. (2016). *Tierethik zur Einführung*. Hamburg: Junius.

Gueguen, N. & Ciccotti, S. (2008). Domestic dogs as facilitators in social interaction. An evaluation of helping and courtship behaviors. *Anthrozoös, 21*(4), 339–349.

Hall, C., Goodwin, D., Heleski, C., Randle, H. & Waran, N. (2008). Is there evidence of learned helplessness in horses? *Journal of Applied Animal Welfare Science, 11*(3), 249–266. doi:10.1080/10888700802101130

Hamama, L., Hamama-Raz, Y., Dagan, K., Greenfeld, H., Rubinstein, C. & Ben-Ezra, M. (2011). A preliminary study of group intervention along with basic canine training among traumatized teenagers. A 3-month longitudinal study. *Children and Youth Services Review, 33*(10), 1975–1980. doi:10.1016/j.childyouth.2011.05.021

Handlin, L., Hydbring-Sandberg, E., Nilsson, A., Ejdebäck, M., Jansson, A. & Uvnäs-Moberg, K. (2011). Short-term interaction between dogs and their owners. Effects on oxytocin, cortisol, insulin and heart rate. An exploratory study. *Anthrozoös, 24*(3), 301–315.

Hanggi, E. B. (2005). The thinking Horse. Cognition and perception reviewed. *AAEP Proceedings, 51*, 246–255.

Hartfield, C., Bodatsch, M., Klosterkötter, J. & Kuhn, J. (2015). Etablierung tiergestützter Therapie an einer psychiatrischen Universitätsklinik. Ergebnisse der Vorstudie und Ausblick. *Psychiatrische Praxis, 44*(1), 36–40. doi:10.1055/s-0035-1552731

Hausberger, M., Roche, H., Henry, S. E., Visserb, K. (2008). A review of the human–horse relationship. *Applied Animal Behaviour Science, 109*(1), 1–24. doi:10.1016/j.applanim.2007.04.015

Hawkins, E.L., Hawkins, R.D., Dennis, M., Williams, J.M. & Lawrie, S.M. (2019). Animal-assisted therapy for schizophrenia and related disorders: A systematic review. *Journal of Psychiatric Research, 115*, 51–60. doi:10.1016/j.jpsychires.2019.05.013

Hediger, K. (2015). Tiergestützte Interventionen bei psychisch erkrankten Menschen. *Pro Mente Sana Aktuell, 2*, 11–13.

Hediger, K. (2016). Freie Interaktionen zwischen Patient und Pferd in der pferdegestützten Psychotherapie. In M. Gäng (Ed.), *Therapeutisches Reiten* (pp. 105–124). München: Ernst Reinhardt Verlag.

Hediger, K., Beetz, A. & Wohlfarth, R. (2019a). Tiergestützte Verhaltenstherapie: Wissensstand und Theorien. In E. Pfeifer (Ed.), *Natur in Psychotherapie und Künstlerischer Therapie. Theoretische, methodische und praktische Grundlagen* (pp. 431–450). Giessen: Psychosozial-Verlag.

Hediger, K., Beetz, A. & Wohlfarth, R. (2019b). Praxis der tiergestützten Verhaltenstherapie. In E. Pfeifer (Ed.), *Natur in Psychotherapie und Künstlerischer Therapie. Theoretische, methodische und praktische Grundlagen* (pp. 451–468). Giessen: Psychosozial-Verlag.

Hediger, K., Thommen, S., Wagner, C., Gaab, J. & Hund-Georgiadis, M. (2019). Effects of animal-assisted therapy on social behaviour in patients with acquired brain injury: A randomised controlled trial. *Scientific Reports, 9*(1), 5831. doi:10.1038/s41598-019-42280-0

Heim, C. & Nemeroff, C. B. (2009). Neurobiology of posttraumatic stress disorder. *CNS Spectrums, 14*(1 Suppl. 1), 13–24.

Heimhilcher, R. (2009). *Personenzentrierte Psychotherapie mit traumatisierten Kindern und Jugendlichen unter Einbezug des Pferdes*. Hackerberg: APG/Sektion Forum.

Herman, J. L. (1992). Complex PTSD. A syndrome in survivors of prolonged and repeated trauma. *Journal of Traumatic Stress, 5*(3), 377–391. doi:10.1002/jts.2490050305

Herzig, L. (1996). Das Pferd in der Behandlung psychosomatisch kranker

Menschen. In Deutsches Kuratorium für Therapeutisches Reiten e.V. (Ed.), *Die Arbeit mit dem Pferd in Psychiatrie und Psychotherapie* (2nd ed., pp. 78–80). Warendorf: DKThR.

Hintze, S., Smith, S., Patt, A., Bachmann, I. & Wurbel, H. (2016). Are eyes a mirror of the soul? What eye wrinkles reveal about a horse's emotional state. *PLoS One, 11*(10), e0164017. doi:10.1371/journal.pone.0164017

Hölscher-Regener, R. (2015). Neue Möglichkeiten der Finanzierung im Therapeutischen Reiten. Hinweise zur Beantragung und Durchsetzung. *Mensch und Pferd International, 7(1),* 27–30.

Horowitz, M.J. (2003). *Treatment of stress response syndromes.* Washington, DC: American Psychiatric Association Press.

International Association of Human-Animal Interaction Organizations (IAHAIO). (2018). IAHAIO White Paper 2014, updated for 2018. The IAHAIO definitions for animal assisted intervention and guidelines for wellness of animals involved in AAI. Retrieved January 17, 2020 from http://iahaio.org/wp/wp-content/uploads/2018/04/iahaio_wp_updated-2018-final.pdf.

Jaffe, J., Beebe, B., Feldstein, S., Crown, C.L. & Jasnow, M.D. (2001). Rhythms of dialogue in infancy. Coordinated timing in development. *Monographs of the Society for Research in Child Development 66*(2), i-viii, 1–132.

Jegatheesan, B., Beetz, A.M., Ormerod, E., Johnson, R., Fine, A.H., Yamazaki, K. et al. (2019). The IAHAIO definitions for animal-assisted intervention and guidelines for wellness of animals involved. In A.H. Fine (Ed.), *Handbook on animal-assisted therapy. Foundations and guidelines for animal-assisted interventions* (5th ed.) Amsterdam: Elsevier, 499–503.

Johnson, R.A., Albright, D.L., Marzolf, J.R., Bibbo, J.L., Yaglom, H.D., Crowder, S.M., Carlisle, G.K., Willard, A., Russell, C.L., Grindler. K., Osterlind, S., Wassman, M. & Harms, N. (2018). Effects of therapeutic horseback riding on post-traumatic stress disorder in military veterans. *Military Medical Research, 5*(1), 3. doi:10.1186/s40779-018-0149-6

Julius, H. (2009). Bindung und familiäre Gewalt-, Verlust- und Vernachlässigungserfahrungen. In H. Julius, B. Gasteiger-Klicpera & R. Kissgen (Eds.), *Bindung im Kindesalter. Diagnostik und Interventionen* (pp. 13–26). Göttingen: Hogrefe.

Julius, H., Beetz, A., Kotrschal, K., Turner, D.C. & Uvnäs-Moberg, K. (2014). *Bindung zu Tieren. Psychologische und neurobiologische Grundlagen tiergestützter Interventionen.* Göttingen: Hogrefe.

Kamioka, H., Okada, S., Tsutani, K., Park, H., Okuizumi, H., Handa, S. et al. (2014). Effectiveness of animal-assisted therapy: A systematic review of randomized controlled trials. *Complementary Therapies in Medicine, 22*(2), 371–390. doi:10.1016/j.ctim.2013.12.016

Kang, O.-D. & Lee, W.S. (2016). Changes in salivary cortisol concentration in horses during different types of exercise. *Asian-Australian Journal of Animal Science, 29*(5), 747–752. doi:10.5713/ajas.16.0009

Kang, O.-D. & Yun, Y.-M. (2016). Influence of horse and rider on stress during horse-riding lesson program. *Asian-Australasian Journal of Animal Sciences, 29*(6), 895–900. doi:10.5713/ajas.15.1068

Karol, J. (2007). Applying a traditional individual psychotherapy model to equine-facilitated psychotherapy (EFP). Theory and method. *Clinical Child Psychology and Psychiatry, 12*(1), 77–90.

Karpman, S. (1968): Fairy tales and script drama analysis. *Transactional Analysis Bulletin 7*(26), 39–43.

Keeling, L.J., Jonare, L. & Lanneborn, L. (2009). Investigating horse-human interactions. The effect of a nervous human. *The Veterinary Journal, 181*(1), 70–71. doi:10.1016/j.tvjl.2009.03.013

Kellert, R.S. & Wilson, E.O. (Eds.). (1995). *The Biophilia Hypothesis*. Washington: Island Press.

Kemp, K., Signal, T., Botros, H., Taylor, N. & Prentice, K. (2014). Equine facilitated therapy with children and adolescents who have been sexually abused. A program evaluation study. *Journal of Child and Family Studies, 23*(3), 558–566. doi:10.1007/s10826-013-9718-1

Kendall, E., Maujean, A., Pepping, C.A. & Wright, J.J. (2014). Hypotheses about the psychological benefits of horses. *Explore (NY), 10*(2), 81–87. doi:10.1016/j.explore.2013.12.001

Kerth, G. (2010). Group decision-making in fission-fusion societies. *Behavioural Processes, 84*(3), 662–663. doi:10.1016/j.beproc.2010.02.023

Kiley-Worthington, M. (1993). *Pferdepsyche – Pferdeverhalten. Grundlagen für Reiter, Halter und Trainer*. Rüschlikon: Müller.

Kirby, M. (2010). Gestalt equine psychotherapy. *Gestalt Journal of Australia and New Zealand, 6*(2), 60–68.

Klimova, B., Toman, J. & Kuca, K. (2019). Effectiveness of the dog therapy for patients with dementia – a systematic review. *BMC Psychiatry, 19*(1), 276. doi:10.1186/s12888-019-2245-x

Koch, R. (2012). *Der Mensch-Tier-Kontakt als Teil der systemischen Therapie. Welchen Nutzen haben KlientInnen durch die Einbeziehung von Pferden?* Norderstedt: GRIN Verlag.

Kotrschal, K. (2009). Die evolutionäre Theorie der Mensch-Tier-Beziehung. In

C. Otterstedt & M. Rosenberger (Eds.), *Gefährten, Konkurrenten, Verwandte. Die Mensch-Tier-Beziehung im wissenschaftlichen Diskurs*. Göttingen: Vandenhoeck & Ruprecht, 55–77.

Krause-Straky, U. (2017). Traumatherapie in der Reittherapie mit Kindern und Jugendlichen. Geht das überhaupt? In Deutsches Kuratorium für Therapeutisches Reiten e.V. (Ed.), *Traumatherapie/-pädagogik mit dem Pferd* (pp. 25–31). Warendorf: DKThR.

Krüger, A. & Reddemann, L. (2007). *Psychodynamisch imaginative Traumatherapie für Kinder und Jugendliche: PITT-KID-das Manual.* Stuttgart: Klett-Cotta.

Krueger, K. (2011). Erfasst ein Pferd die menschliche Psyche? In C. Opgen-Rhein, M. Kläschen & M. Dettling (Eds.), *Pferdegestützte Therapie bei psychischen Erkrankungen, 162–170*. Stuttgart: Schattauer.

Krueger, K. (2007). Behaviour of horses in the „round pen technique". *Applied Animal Behaviour Science, 104*(1–2), 162–170. doi: 10.1016/j.applanim.2006.04.021

Krueger, K., Farmer, K. & Byrne, R. (2011). The use of sensory laterality for indicating emotional and cognitive reactions on environmental stimuli in animals [Die sensorische Lateralität als Indikator für emotionale und kognitive Reaktionen auf Umweltreize beim Tier]. In M. Erhard, U. Pollmann, B. Puppe, K. Reiter & S. Waiblinger (Eds.), *Current research in applied ethology [Aktuelle Arbeiten zur artgemäßen Tierhaltung]* (pp. 13-22). Darmstadt: Kuratorium für Technik und Bauwesen in der Landwirtschaft.

Krueger, K., Farmer, K. & Heinze, J. (2014). The effects of age, rank and neophobia on social learning in horses. *Animal Cognition, 17*(3), 645–655. doi:10.1007/s10071-013-0696-x

Krueger, K. & Flauger, B. (2011). Olfactory recognition of individual competitors by means of faeces in horse (Equus caballus). *Animal Cognition, 14*(2), 245–257. doi:10.1007/s10071-010-0358-1

Kunz, G. & Schneider-Schunker, E. (2016). Der Einsatz des Pferdes in der Arbeit mit traumatisierten Menschen. In M. Gäng (Ed.), *Therapeutisches Reiten* (pp. 68–88). München: Ernst Reinhardt Verlag.

Kupper-Heimmann, S. (1999). *Getragenwerden und Einflussnehmen. Aus der Praxis des psychoanalytisch orientierten heilpädagogischen Reitens.* Giessen: Psychosozial-Verlag.

Ladner, D. & Brandenberger, G. (2018). *Tiergestützte Psychotherapie mit Kindern und Jugendlichen. Hund und Pferd therapeutisch einbeziehen.* München: Ernst Reinhardt.

Lampe, J.F. & Andre, J. (2012). Cross-modal recognition of human individuals in domestic horses (Equus caballus). *Animimal Cognition, 15*(4), 623–630. doi:10.1007/s10071-012-0490-1

Landolt, M. A. (2012). *Psychotraumatologie des Kindesalters*. Göttingen: Hogrefe.

Landolt, M. A. & Hensel, T. (Eds.). (2012). *Traumatherapie bei Kindern und Jugendlichen*. Göttingen: Hogrefe.

Larose, C., Richard-Yris, M. A., Hausberger, M. & Rogers, L. J. (2006). Laterality of horses associated with emotionality in novel situations. *Laterality, 11*(4), 355–367. doi:10.1080/13576500600624221

Lefkowitz, C., Paharia, I., Prout, M., Debiak, D. & Bleiberg, J. (2005). Animal-assisted prolonged exposure. A treatment for survivors of sexual assault suffering posttraumatic stress disorder. *Society & Animals, 13*(4), 275–295.

Lentini, J. A. & Knox, M. (2015). Equine-facilitated psychotherapy with children and adolescents. An update and literature review. *Journal of Creativity in Mental Health, 10*(3), 278–305. doi:10.1080/15401383.2015.1023916

Levinson, B. M. (1997). *Pet-oriented child psychotherapy* (2nd ed.). Springfield: Charles C. Thomas

Levinson, B. M. (1962). The dog as a „co-therapist". *Mental Hygiene*, 46, 59–65.

Linehan, M. (2014). *DBT skills training manual* (2nd ed.). New York: Guilford Press.

Lindgren, A. (1955). *Mio, mein Mio*. Hamburg: Oetinger.

Lorenz, K. (1967). *Über tierisches und menschliches Verhalten. Aus dem Werdegang der Verhaltenslehre. Gesammelte Abhandlungen Band 2*. München: Deutsche Buchgesellschaft.

Ludwig, A., Pruvost, M., Reissmann, M., Benecke, N., Brockmann, G. A., Castanos, P. et al. (2009). Coat color variation at the beginning of horse domestication. *Science, 324*(5926), 485. doi:10.1126/science.1172750

Lueger, J. (2010). Recht. Reitunfälle aus zivil- und strafrechtlicher Sicht (österreichisches Recht). *Mensch und Pferd International, 3*, 116–119.

Maercker, A. (2013a). *Posttraumatische Belastungsstörungen*. Berlin: Springer-Verlag.

Maercker, A. (2013b). Systematik und Wirksamkeit der Therapiemethoden. In A. Maercker (Ed.), *Posttraumatische Belastungsstörungen* (pp. 149–158). Berlin: Springer-Verlag.

Malinowski, K., Yee, C., Tevlin, J. M., Birks, E. K., Durando, M. M., Pournajafi-Nazarloo, H., Cavaiola, A. A. & McKeever, K.H. (2018). The effects of equine assisted therapy on plasma cortisol and oxytocin concentrations and heart rate variability in horses and measures of symptoms of post-traumatic stress disorder in veterans. *Journal of Equine Veterinary Science, 64*, 17–26. doi:10.1016/j.jevs.2018.01.011

Marlock, G. & Weiss, H. (2006). *Handbuch der Körperpsychotherapie*. Stuttgart: Schattauer.

Masini, A. (2010). Equine-assisted psychotherapy in clinical practice. *Journal of Psychosocial Nursing and Mental Health Services, 48*(10), 30–34. doi:10.3928/02793695-20100831-08

Matuszek, S. (2010). Animal-facilitated therapy in various patient populations. *Holistic Nursing Practice, 24*(4), 187–203. doi:10.1097/HNP.0b013e3181e90197

Maujean, A., Pepping, C.A. & Kendall, E. (2015). A systematic review of randomized controlled trials of animal-assisted therapy on psychosocial outcomes. *Anthrozoös, 28*(1), 23–36. doi:10.2752/089279315X14129350721812

McCullough, L.M., Risley-Curtiss, C. & Rorke, J. (2015). Equine facilitated psychotherapy. A pilot study of effect on posttraumatic stress symptoms in maltreated youth. *Journal of Infant, Child and Adolescent Psychotherapy, 14*(2), 158–173. doi:10.1080/15289168.2015.1021658

McNicholas, J. & Collis, G.M. (2006). Animal as social supports. Insights for understanding animal-assisted therapy. In A.H. Fine (Ed.), *Handbook on animal-assisted therapy. Theoretical foundations and guidelines for practice* (2nd ed., pp. 49–71). San Diego, CA: Elsevier.

McNicholas, J. & Collis, G.M. (2000). Dogs as catalysts for social interactions. Robustness of the effect. *British Journal of Psychology, 91* (Pt 1), 61–70.

Mehlem, M. (1996a). Elemente körperorientierter Verfahren im psychotherapeutischen Reiten mit psychosomatisch erkrankten Menschen. In Deutsches Kuratorium für Therapeutisches Reiten e.V. (Ed.), *Die Arbeit mit dem Pferd in Psychiatrie und Psychotherapie* (pp. 74–77). Warendorf: DKThR.

Mehlem, M. (1996b). Therapeutisches Reiten bei psychosomatischen Erkrankungen. In Deutsches Kuratorium für Therapeutisches Reiten e.V. (Ed.), *Die Arbeit mit dem Pferd in Psychiatrie und Psychotherapie* (pp. 81–86). Warendorf: DKThR.

Meinersmann, K.M., Bradberry, J. & Roberts, F.B. (2008). Equine-facilitated psychotherapy with adult female survivors of abuse. *Journal of Psychosocial Nursing and Mental Health Services, 46*(12), 36–42.

Mejdell, C.M., Buvik, T., Jørgensen, G.H.M. & Bøe, K.E. (2016). Horses can learn to use symbols to communicate their preferences. *Applied Animal Behaviour Science, 184*, 66–73. doi:10.1016/j.applanim.2016.07.014

Menne, B. & Wise, K. (2013). Behandlungsvorbereitung. In M. Sack, U. Sachsse & J. Schellong (Eds.), *Komplexe Traumafolgestörungen* (pp. 187–200). Stuttgart: Schattauer.

Meyrink, G. (2016). *Das Grüne Gesicht.* Leipzig: Kurt Wolff Verlag.

Miller, S.C., Kennedy, C., DeVoe, D., Hickey, M., Nelson, T. & Kogan, L. (2009). An examination of changes in oxytocin levels in men and women before and after interaction with a bonded dog. *Anthrozoös, 22*(1), 31–42.

Moeller, S. (1995). *Psychotherapie mit dem Medium Pferd unter besonderer Berücksichtigung des körperorientierten Ansatzes.* Unveröffentlichte Diplomarbeit. Freie Universität Berlin.

Mueller, M.K. & McCullough, L.M. (2017). Effects of equine-facilitated psychotherapy on post-traumatic stress symptoms in youth. *Journal of Child and Family Studies, 26*(4), 1164–1172. doi:10.1007/s10826-016-0648-6

Murrow, B.L. (2013). *A quantitative exploration into the effects of the human and animal connection.* Doctoral Dissertation, Pacifica Graduate Institute, Ann Arbor: ProQuest.

Naber, A., Kreuzer, L., Zink, R., Millesi, E., Palme, R., Hediger, K. & Glenk, L.H. (2019). Heart rate, heart rate variability and salivary cortisol as indicators of arousal and synchrony in clients with intellectual disability, horses and therapist during equine-assisted interventions. *Pet Behaviour Science, 7*, 17–23. doi:10.21071/pbs.voi7.11801

Nagasawa, M., Kikusui, T., Onaka, T. & Ohta, M. (2009). Dog's gaze at its owner increases owner's urinary oxytocin during social interaction. *Hormones and Behaviour, 55*(3), 434–441. doi:10.1016/j.yhbeh.2008.12.002

Nagasawa, M., Mitsui, S., En, S., Ohtani, N., Ohta, M., Sakuma, Y. et al. (2015). Social evolution. Oxytocin-gaze positive loop and the coevolution of human-dog bonds. *Science, 348*(6232), 333–336. doi:10.1126/science.1261022

Nakamura, K., Takimoto-Inose, A. & Hasegawa, T. (2018). Cross-modal perception of human emotion in domestic horses (Equus caballus). *Scientific Reports, 8*, 8660. doi:10.1038/s41598-018-26892-6

Neugebauer, G.M. & Neugebauer, J.K. (2011). *Lexikon der Pferdesprache.* Stuttgart: Ulmer.

Neuner, F. (2008). Stabilisierung vor Konfrontation in der Traumatherapie. Grundregel oder Mythos? *Verhaltenstherapie, 18*(2), 109–118. doi:10.1159/000134006

Nevins, R., Finch, S., Hickling, E.J. & Barnett, S.D. (2013). The Saratoga War-

Horse project. A case study of the treatment of psychological distress in a veteran of Operation Iraqi Freedom. *Advances in bodymind medicine, 27*(4), 22–25.

Newton R. (2014). *Exploring the Experiences of Living With Psychiatric Service Dogs for Veterans with Posttraumatic Stress Disorder.* Unpublished master's thesis, Adler School of Professional Psychology.

Nimer, J. & Lundahl, B. (2007). Animal-assisted therapy. A meta-analysis. *Anthrozoös, 20*(3), 225–238. doi:10.2752/089279307X224773

Norcross, J.C. & Lambert, M.J. (2011). Psychotherapy relationships that work II. *Psychotherapy (Chic), 48*(1), 4–8. doi:10.1037/a0022180

Nurenberg, J.R., Schleifer, S.J., Shaffer, T.M., Yellin, M., Desai, P.J., Amin, R. et al. (2015). Animal-assisted therapy with chronic psychiatric inpatients. Equine-assisted psychotherapy and aggressive behavior. *Psychiatric Services, 66*(1), 80–86. doi:10.1176/appi.ps.201300524

O'Haire, M.E., Guerin, N.A. & Kirkham, A.C. (2015). Animal-assisted intervention for trauma. A systematic literature review. *Frontiers in Psychology, 6*, 1121. doi:10.3389/fpsyg.2015.01121

O'Haire, M.E., McKenzie, S.J., McCune, S. & Slaughter, V. (2014). Effects of classroom animal-assisted activities on social functioning in children with autism spectrum disorder. *Journal of Alternative and Complementary Medicine, 20*(3), 162–168. doi:10.1089/acm.2013.0165

O'Haire, M.E. & Rodriguez, K.E. (2018). Preliminary efficacy of service dogs as a complementary treatment for posttraumatic stress disorder in military members and veterans. *Journal of Consulting and Clinical Psychology, 86*(2), 179–188. doi:10.1037/ccp0000267

Odendaal, J.S. & Meintjes, R.A. (2003). Neurophysiological correlates of affiliative behaviour between humans and dogs. *Veterinary journal, 165*(3), 296–301.

Ohl, F. & van der Staay, F.J. (2012). Animal welfare. At the interface between science and society. *The Veterinary Journal, 192*(1), 13–19. doi:10.1016/j.tvjl.2011.05.019

Olbrich, E. (2009). Bausteine einer Theorie der Mensch-Tier-Beziehung. In C. Otterstedt & M. Rosenberger (Eds.), *Gefährten, Konkurrenten, Verwandte. Die Mensch-Tier-Beziehung im wissenschaftlichen Diskurs* (pp. 111–132). Göttingen: Vandenhoeck & Ruprecht.

Olbrich, E. (2003). Biophilie. Die archaischen Wurzeln der Mensch-Tier-Beziehung. In E. Olbrich & C. Otterstedt (Eds.), *Menschen brauchen Tiere. Grundlagen und Praxis der tiergestützten Pädagogik und Therapie* (pp. 68–76). Stuttgart: Franckh-Kosmos.

Olsen, C., Pedersen, I., Bergland, A., Enders-Slegers, M.J. & Ihlebaek, C. (2016).

Effect of animal-assisted activity on balance and quality of life in home-dwelling persons with dementia. *Geriatric Nursing, 37*(4), 284–291. doi:10.1016/j.gerinurse.2016.04.002

Opgen-Rhein, C., Kläschen, M. & Dettling, M. (2011). *Pferdegestützte Therapie bei psychischen Erkrankungen*. Stuttgart: Schattauer.

Österreichische Dachorganisation für Tiergestützte Interventionen (ÖDOT) (2016). Mindeststandards Pferdehaltung und Pferdeeinsatz in der TGI. Retrieved January 20, 2020 from www.oktr.at/files/get/57b2d7071709da273608ddd986052157/grundlagefreinetiergerechtehaltungdespferdesindertgi.pdf

Parent, I.B. (2016). *Grundlagen der Pferdeunterstützten Traumatherapie. Mit Beispielen aus der Behandlung einsatzbedingter Belastungsstörung*. North Charleston: CreateSpace Independent Publishing Platform.

Parish-Plass, N. (2013). *Animal-assisted pychotherapy: Theory, issues, and practice*. West Lafayette: Purdue University Press.

Park, J.H., Shurtleff, T., Engsberg, J., Rafferty, S., You, J.Y., You, I.Y. et al. (2014). Comparison between the robo-horse and real horse movements for hippotherapy. *Bio-Medical Materials and Engineering, 24*(6), 2603–2610. doi:10.3233/Bme-141076

Peeters, M., Closson, C., Jean-Francois, B. & Vandenheede, M. (2013). Rider and horse salivary cortisol levels during competition and impact on performance. *Journal of Equine Veterinary Science, 33*(3), 155–160. doi:10.1016/j.jevs.2012.05.073

Pepperberg, I.M. (2014). *Alex und ich. Die einzigartige Freundschaft zwischen einer Harvard-Forscherin und dem schlausten Vogel der Welt*. München: mvg Verlag.

Petzold, H.G. (2013). Naturtherapie in der „Dritten Welle“ Integrativer Therapie. Ein „Bündel“ tiergestützter, garten- und landschaftstherapeutischer Interventionen. *Polyloge. Materialien aus der Europäischen Akademie für biopsychosoziale Gesundheit, 24*, 1–14.

Pottmann-Knapp, B. (2013). *Tiergestützte (Psycho)Therapie. Wissen für Diagnostik, Behandlung, Therapie, Prävention, Salutogenese, Resilienz, Förderung, Entwicklung, Begleitung*. Saarbrücken: VDM Verlag Dr. Müller.

Prothmann, A. (2008). *Tiergestützte Kinderpsychotherapie. Theorie und Praxis der tiergestützen Psychotherapie bei Kindern und Jugendlichen*. Frankfurt am Main: Peter Lang.

Pyle A.A. (2006) *Stress responses in horses used for hippotherapy*. Unpublished master's thesis, Texas Technical University, Lubbock. Retrieved January 20, 2020 from http://repositories.tdl.org7ttu-ir-7handle/2346/11442

Rauch, S.L., van der Kolk, B.A., Fisler, R.E., Alpert, N.M., Orr, S.P., Savage, C.R. et al. (1996). A symptom provocation study of posttraumatic stress disorder using positron emission tomography and script-driven imagery. *Archieves of General Psychiatry, 53*(5), 380–387.

Reddemann, L. (2014). *Psychodynamisch Imaginative Traumatherapie: PITT-Das Manual. Ein resilienzorientierter Ansatz in der Psychotraumatologie*. Stuttgart: Klett-Cotta.

Reddemann, L. (2007). *Imagination als heilsame Kraft. Zur Behandlung von Traumafolgen mit ressourcenorientierten Verfahren*. Stuttgart: Klett-Cotta.

Reichel, R. (2018). *Vom Sinn des Sterbens. Gedanken und Anregungen für den Umgang mit Sterben und mit Sterben wollen*. Wien: Facultas.

Resick, P.A., Monson, C.M. & Chard, K.M. (2007). *Cognitive processing therapy: Veteran/military version*. Washington, DC: Department of Veterans' Affairs.

Rietmann, T.R., Stuart, A.E.A., Bernasconi, P., Stauffacher, M., Auer, J.A. & Weishaupt, M.A. (2004). Assessment of mental stress in warmblood horses. Heart rate variability in comparison to heart rate and selected behavioural parameters. *Applied Animal Behaviour Science, 88*(1–2), 121–136. doi:10.1016/j.applanim.2004.02.016

Ringhofer, M., Inoue, S., Mendonça R.S., Pereira, C., Matsuzawa, T., Hirata, S. & Yamamoto, S. (2017). Comparison of the social systems of primates and feral horses: data from a newly established horse research site on Serra D'Arga, northern Portugal. *Primates, 58*(4), 479–484. doi:10.1007/s10329-017-0614-y

Rosner, R. & Steil, R. (2012). Komplexe Traumafolgestörungen. Ist es sinnvoll, eine neue Diagnose „Entwicklungsbezogene Traumafolgestörung" einzuführen? In M.A. Landolt & T. Hensel (Eds.), *Traumatherapie bei Kindern und Jugendlichen*. Göttingen: Hogrefe, 46–58.

Rossetti, J. & King, C. (2010). Use of animal-assisted therapy with psychiatric patients. *Journal of Psychosocial Nursing and Mental Health Services, 48*(11), 44–48. doi:10.3928/02793695-20100831-05

Ruf, M., Schauer, M., Neuner, F., Schauer, E., Catani, C. & Elbert, T. (2012). KIDNET. Narrative Expositionstherapie (NET) für Kinder. In M.A. Landolt & T. Hensel (Eds.), *Traumatherapie bei Kindern und Jugendlichen* (pp. 120–149). Göttingen: Hogrefe.

Sack, M. & Sachsse, U. (2013). Therapiemethoden und Behandlungstechniken. In M. Sack, U. Sachsse & J. Schellong (Eds.), *Komplexe Traumafolgestörungen. Diagnostik und Behandlung von Folgen schwerer Gewalt und Vernachlässigung* (pp. 247–287). Stuttgart: Schattauer.

Sack, M., Sachsse, U. & Schellong, J. (Eds.). (2013). *Komplexe Traumafolgestörungen. Diagnostik und Behandlung von Folgen schwerer Gewalt und Vernachlässigung*. Stuttgart: Schattauer.

Sankey, A.C., Richard-Yris, M.-A., Leroya, H., Henry, S. & Hausberger, M. (2010). Positive interactions lead to lasting positive memories in horses, Equus caballus. *Animal Behaviour, 79*(4), 869–875. doi:10.1016/j.anbehav.2009.12.037

Saxe, G. N., Ellis, B. H. & Brown, A. D. (2016). *Trauma systems therapy for children and teens* (2nd ed.). New York: The Guilford Press.

Schaberl, S. & Tarabochia, S. (2016). Traumapädagogische Arbeit mit dem Pferd in Gruppen. *DKThR-Zeitschrift für Therapeutisches Reiten, 2*, 20–23.

Schauer, M., Neuner, F. & Elbert, T. (2011). *Narrative Exposure Therapy (NET). A short-term intervention for traumatic stress disorders*. Göttingen: Hogrefe.

Scheidhacker, M. (1996a). Die besondere Bedeutung des Therapeutischen Reitens in der Behandlung verschiedener psychiatrischer Krankheitsbilder. In Deutsches Kuratorium für Therapeutisches Reiten e.V. (Ed.), *Die Arbeit mit dem Pferd in Psychiatrie und Psychotherapie* (pp. 43–50). Warendorf: DKThR.

Scheidhacker, M. (1996b). Über die Behandlung chronisch schizophrener Patienten mit dem Therapeutischen Reiten. In Deutsches Kuratorium für Therapeutisches Reiten e.V. (Ed.), *Die Arbeit mit dem Pferd in Psychiatrie und Psychotherapie* (pp. 57–63). Warendorf: DKThR.

Scheidhacker, M. & Bender, W. (Eds.). (1998). *„Ich träumte von einem weisen Schimmel, der mir den Weg zeigte …" Erste Schritte zum Aufbau der Münchner Schule für Psychotherapeutisches Reiten*. Haar: Eigenverlag Bezirkskrankenhaus.

Schmidt, R. (2011). *Pferde artgerecht halten. Offenstall – Laufstall – Bewegungsstall*. Rüschlikon: Müller.

Schneider, G. & Krueger, K. (2012). Third-party interventions keep social partners from exchanging affiliative interactions with others. *Animal Behaviour, 83*(2), 377–387. doi:10.1016/j.anbehav.2011.11.007

Schneider, M. S. & Harley, L. P. (2006). How dogs influence the evaluation of psychotherapists. *Anthrozoös, 19*(2), 128–142.

Schnyder, U. & Cloitre, M. (Eds.). (2015). *Evidende based treatments for trauma-related disorders. A practical guideline for cinicians*. Cham: Springer.

Schnyder, U., Ehlers, A., Elbert, T., Foa, E.B., Gersons, B.P., Resick, P.A. et al. (2015). Psychotherapies for PTSD. What do they have in common? *European Journal of Psychotraumatology, 6*, 28186. doi:10.3402/ejpt.v6.28186

Schramm, E., Hediger, K. & Lang, U.E. (2015). From animal behavior to human health. An animal-assisted mindfulness intervention for recurrent depression. *Zeitschrift für Psychologie, 223*(3), 192–200. doi:10.1027/2151-2604/a000220

Schroeder, K. & Stroud, D. (2015). Equine-facilitated group work for women survivors of interpersonal violence. *The Journal for Specialists in Group Work, 40*(4), 365–386. doi:10.1080/01933922.2015.1082684

Schubenz, S., Aland, E. & Schopp, T. (1993). Das Konzept der Übergangsobjekte und Übergangsphänomene in der Theorie von Winnicott, seine Weiterentwicklung und Anwendung auf das Pferd als Medium in der psychologischen Therapie mit Kindern. *Praxisreport Psychologische Therapie und Psychotherapie*, 1, 31–44.

Schultz, P.N., Remick-Barlow, G.A. & Robbins, L. (2007). Equine-assisted psychotherapy: A mental health promotion/intervention modality for children who have experienced intra-family violence. *Health & Social Care in the Community, 15*(3), 265–271. doi:10.1111/j.1365-2524.2006.00684.x

Schwaiger, P. (2016). Bindungsgeleitete Interventionen im Therapeutischen Reiten. In M. Gäng (Ed.), *Therapeutisches Reiten* (pp. 89–104). München: Ernst Reinhardt Verlag.

Seligman, M.E.P. (1975). *Helplessness. On depression, development and death.* San Francisco: Freeman and Company.

Shapiro, F. (2001). *Eye movement desensitization and reprocessing: Basic principles, protocols, and procedures* (2nd ed.). New York: Guilford Press.

Slojewski, U. & Heselhaus, U. (2017). Recht & Sicherheit. Qualitätssicherung. Die Bedeutung angemessener Honorare in der Pferdegestützten Intervention. *Mensch und Pferd International*, 1, 32–34.

Smith, A.V., Proops, L., Grounds, K., Wathan, J. & McComb, K. (2016). Functionally relevant responses to human facial expressions of emotion in the domestic horse (Equus caballus). *Biology Letters, 12*(2), 20150907. doi:10.1098/rsbl.2015.0907

Smith, A.V., Proops, L., Grounds, K., Wathan,J., Scott, S, K. & McComb, K. (2018a). Domestic horses (Equus caballus) discriminate between negative and positive human nonverbal vocalisations. *Scientific Reports, 8*, 13052. doi:10.1038/s41598-018-30777-z

Smith A.V., Wilson C., McComb K. & Proops, L. (2018b). Domestic horses

(Equus caballus) prefer to approach humans displaying a submissive body posture rather than a dominant body posture. Animal Cognition, 21(2), 307–312. doi:10.1007/s10071-017-1140-4

Smucker, M. R., Reschke, K. & Kögel, B. (2008). *Imagery Rescripting & Reprocessing Therapy. Behandlungsmanual für Typ-I-Trauma.* Shaker, Aachen.

Solomon, J., Beetz, A., Schöberl, I., Gee, N. & Kotrschal, K. (2019). Attachment security in companion dogs: adaptation of Ainsworth's strange situation and classification procedures to dogs and their human caregivers. *Attachment & Human Development, 21*(4), 389–417. doi: 10.1080/14616734.2018.1517812

Sommer, C. & Traudel, S. (2019). Weiterbildung im Fokus. Pferdegestützte Interventionen – eine Analyse von Zusatzqualifikationen in Deutschland. *Mensch und Pferd International, 11*(4), 152–161. doi:10.2378/mup2019.art19d

Souter, M. A. & Miller, M. D. (2007). Do animal-assisted activities effectively treat depression. A meta-analysis. *Anthrozoös, 20*(2), 167–180.

Stefanini, M. C., Martino, A., Allori, P., Galeotti, F. & Tani, F. (2015). The use of animal-assisted therapy in adolescents with acute mental disorders. A randomized controlled study. *Complementary Therapies of Clinical Practice, 21*(1), 42–46. doi:10.1016/j.ctcp.2015.01.001

Steil, R. & Rosner, R. (2013). Posttraumatische Belastungsstörungen bei Kindern und Jugendlichen. In A. Maercker (Ed.), *Posttraumatische Belastungsstörungen* (pp. 351–376). Berlin: Springer-Verlag.

Stellmacher, S. (2017). Traumapädagogische Arbeit mit Kindern und Jugendlichen. In Deutsches Kuratorium für Therapeutisches Reiten e.V. (Ed.), *Traumatherapie/-pädagogik mit dem Pferd.* Warendorf: DKThR.

Stern, D. N. (1998). *The interpersonal world of the infant.* New York: Basic Books.

Stern, S. L., Donahue, D. A., Allison, S., Hatch, J. P., Lancaster, C. L., Benson, T. A. et al. (2013). Potential benefits of canine companionship for military veterans with Posttraumatic Stress Disorder (PTSD). *Society & Animals, 21*(6), 568–581. doi:10.1163/15685306-12341286

Storat, U. (1996). Unterschiede und Möglichkeiten beim heilpädagogischen Voltigieren und Reiten mit psychisch Kranken. In Deutsches Kuratorium für Therapeutisches Reiten e.V. (Ed.), *Die Arbeit mit dem Pferd in Psychiatrie und Psychotherapie* (pp. 27–36). Warendorf: DKThR.

Strausfeld, P. (1996). Selbsterfahrung und Entspannung auf dem Pferd. Therapie für essgestörte Patientinnen einer Fachklinik für suchtkranke Frauen. In Deutsches Kuratorium für Therapeutisches Reiten e.V.

(Ed.), *Die Arbeit mit dem Pferd in Psychiatrie und Psychotherapie* (pp. 67–69). Warendorf: DKThR.

Sundaresan, S. R., Fischhoff, I. R., Dushoff, J. & Rubenstein, D. I. (2007). Network metrics reveal differences in social organization between two fission-fusion species, Grevy's zebra and onager. *Oecologia, 151*(1), 140–149. doi:10.1007/s00442-006-0553-6

Swift, S. (2011). *Reiten aus der Körpermitte. Pferd und Reiter im Gleichgewicht.* Rüschlikon: Müller.

Taubert, A. (2009). *Reittherapie in Neurologie und Psychotherapie.* Frankfurt am Main: Peter Lang.

Tavaretti, R. (2015). Tiere in der psychiatrischen Klinik. *Pro Mente Sana Aktuell, 2*, 20–21.

Tedeschi, P. & Jenkins, M. A. (2019). *Transforming trauma: Resilience and healing through our connections with animals.* Purdue University Press.

Tellington-Jones, L. (2002). *TTouch und TTeam für Pferde. Der sanfte Weg zu Gesundheit, Leistung und Wohlbefinden. Das Praxisbuch.* Stuttgart: Kosmos.

Thelle, M. (2010). Horsepower helps evaluation of horse assisted psychotherapeutic treatment with severely traumatized inpatients. A pilot study. *Scientific and Educational Journal of Therapeutic Riding*, 25–35.

Tierärztliche Vereinigung für Tierschutz e. V. (TVT) (2012). *Nutzung von Tieren im sozialen Einsatz. Merkblatt Nr. 131.9, Pferde.*

Tomonaga, M., Kumazaki, K., Camus, F., Nicod, S., Pereira, C. & Matsuzawa, T. (2015). A horse's eye view: size and shape discrimination compared with other mammals. *Biology Letters, 11*(11), 20150701. doi:10.1098/rsbl.2015.0701

Urmoneit, I. & Baum, D. (2017). Interventionsgestaltung in der pferdegestützten systemischen Pädagogik. In Deutsches Kuratorium für Therapeutisches Reiten e.V. (Ed.), *Traumatherapie/pädagogik mit dem Pferd.* Warendorf: DKThR.

van der Kolk, B. A. (2016). *Verkörperter Schrecken. Traumaspuren in Gehirn, Geist und Körper und wie man sie heilen kann.* Lichtenau: G. P. Probst Verlag.

van der Kolk, B. A., Roth, S., Pelcovitz, D., Sunday, S. & Spinazzola, J. (2005). Disorders of extreme stress: The empirical foundation of a complex adaptation to trauma. *Journal of Traumatic Stress, 18*(5), 389–399. doi:10.1002/jts.20047

Vernooij, M. A. & Schneider, S. (2013). *Handbuch der Tiergestützten Intervention. Grundlagen – Konzepte – Praxisfelder.* Wiebelsheim: Quelle & Meyer.

Vickhoff, B., Malmgren, H., Astrom, R., Nyberg, G., Ekstrom, S.R., Engwall, M. et al. (2013). Music structure determines heart rate variability of singers. *Frontiers in Psychology, 4*, 334. doi:10.3389/fpsyg.2013.00334

Vidrine, M., Owen-Smith, P. & Faulkner, P. (2002). Equine-facilitated group psychotherapy. Applications for therapeutic vaulting. *Issues in Mental Health Nursing, 23*(6), 587–603. doi:10.1080/01612840290052730

Virues-Ortega, J., Pastor-Barriuso, R., Castellote, J.M., Poblacion, A. & de Pedro-Cuesta, J. (2012). Effect of animal-assisted therapy on the psychological and functional status of elderly populations and patients with psychiatric disorders. A meta-analysis. *Health Psychology Review, 6*(2), 197–221. doi:10.1080/17437199.2010.534965

von Lewinski, M., Biau, S., Erber, R., Ille, N., Aurich, J., Faure, J.M. et al. (2013). Cortisol release, heart rate and heart rate variability in the horse and its rider. Different responses to training and performance. *The Veterinary Journal, 197*(2), 229–232. doi:10.1016/j.tvjl.2012.12.025

Wampold, B.E. & Imel, Z.E. (2015). *The great psychotherapy debate. The evidence for what makes psychotherapy work*. New York: Routledge.

Wathan, J., Burrows, A.M., Waller, B.M. & McComb, K. (2015). EquiFACS: The Equine Facial Action Coding System. *PLoS One, 10*(8), e0131738. doi:10.1371/journal.pone.0131738

Wathan, J. & McComb, K. (2014). The eyes and ears are visual indicators of attention in domestic horses. *Current Biology, 24*(15), 677–679. doi:10.1016/j.cub.2014.06.023

Watts, B.V., Schnurr, P.P., Mayo, L., Young-Xu, Y., Weeks, W.B. & Friedman, M.J. (2013). Meta-analysis of the efficacy of treatments for posttraumatic stress disorder. *Journal of Clinical Psychiatry, 74*(6), e541–550. doi:10.4088/JCP.12r08225

Watzlawick, P., Beavin, J.H. & Jackson, D.D. (1969/2007). *Menschliche Kommunikation. Formen, Störungen, Paradoxien*. Bern: Verlag Hans Huber.

Weiß, W., Kessler, T. & Gahleitner, S.B. (Eds.). (2016). *Handbuch Traumapädagogik*. Weinheim: Beltz Verlag.

Wendt, M. (2009). *Wie Pferde fühlen und denken: Verhalten, Emotionen, Intelligenz*. Schwarzenbeck: Cadmos Verlag.

Wiggins, J.S. (1982). Circumplex models of interpersonal behavior in clinical psychology. In P.C. Kendall & J.N. Butcher (Eds.), *Handbook of research methods in clinical psychology* (pp. 183–221). New York: Wiley.

Willig, T. (2016). Das Ausdrucksverhalten von Pferden zur Ermittlung ihres Wohlbefindens in verschiedenen Haltungssystemen. *Mensch und Pferd International, 8*(3), 102–113. doi:10.2378/mup2016.art17d

Wilson, E.O. (1984). *Biophilia*. Cambridge: Harvard University Press.

Winnicott, D.W. (1990). *Babys und ihre Mütter*. Stuttgart: Klett-Cotta.

Wohlfarth, R. & Mutschler, B. (2020). *Praxis der hundegestützten Therapie. Grundlagen und Anwendung (3., durchgesehene Aufl.)*. München: Reinhardt Verlag.

Wohlfarth, R., Mutschler, B., Beetz, A., Kreuser, F. & Korsten-Reck, U. (2013). Dogs motivate obese children for physical activity. Key elements of a motivational theory of animal-assisted interventions. *Frontiers in Psychology, 4*, 796. doi:10.3389/fpsyg.2013.00796

Wohlfarth, R. & Olbrich, E. (2014). *Qualitätsentwicklung und Qualitätssicherung in der Praxis tiergestützter Interventionen*. Wien, Zürich: ESAAT, ISAAT.

Wohlfarth, R., Olbrich, E. & Burmeister, S. (2014). Qualitätsstandards tiergestützter Interventionen. *Mensch und Pferd International, 4*, 156–165.

Woolley, C.C. (2004). *Changes in child symptomatology associated with animal-assisted therapy*. Doctoral dissertation. Available from ProQuest dissertations and theses database (UMI No. 3157804).

Wyatt, T.D. (2003). *Pheromones and animal behaviour: Communication by smell and taste*. Cambridge: Cambridge University Press.

Yorke, J., Adams, C. & Coady, N. (2008). Therapeutic value of equine-human bonding in recovery from trauma. *Anthrozoös, 21*(1), 17–30. doi: 10.2752/089279308x274038

Yount, R.A., Olmert, M.D. & Lee, M.R. (2012). Service dog training program for treatment of posttraumatic stress in service members. *US Army Medical Department Journal*, 63–69.

Yount, R.A., Ritchie, J.E., St. Laurent, M., Chumbley, P. & Olmert, M.D. (2013). The role of service dog training in the treatment of combat-related PTSD. *Psychiatric Annals, 43*(6), 292–295.

Zeitler-Feicht, M.H. (2015). *Handbuch Pferdeverhalten. Ursachen, Therapie und Prophylaxe von Problemverhalten*. Stuttgart: Ulmer.

Zink, R. (2006). Equotherapie – Therapie mit Pferden. Aus dem Alltag eines Therapiepferdes. *Mit Sprache: Fachzeitschrift für Sprachheilpädagogik, 38*(4), 15–26.

Zink, R., Deimel, R. (2019). Horses do not only touch our skin: An example of equine-assisted palliative care. In: A.H. Fine (Ed.), *Handbook on animal-assisted therapy. foundations and guidelines for animal-assisted interventions* (5th ed.). London: Elsevier. 446–448.

Dank

Wir bedanken uns bei allen Fachpersonen, Kollegen und Freunden, die uns auf unserem Weg und bei der Entstehung dieses Buches begleitet haben. Wir danken unseren Familien sowie all den Tieren an unserer Seite für die Unterstützung und für alles, was wir von ihnen lernen durften.

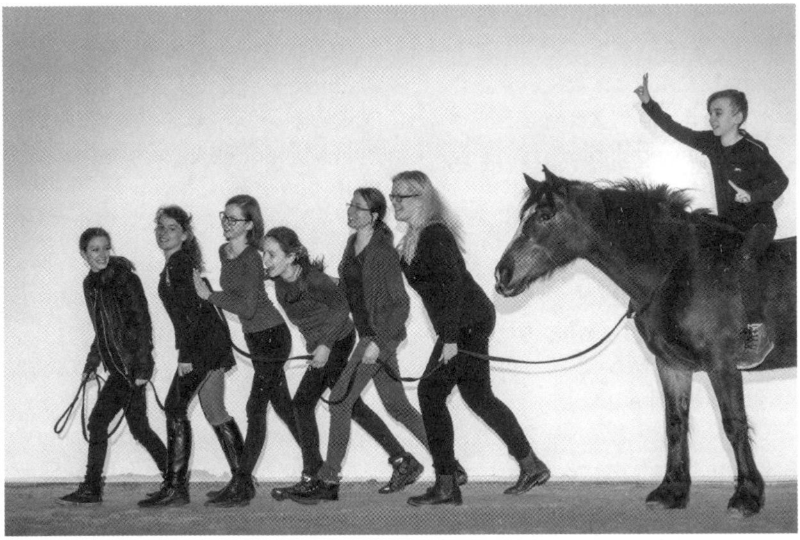

Die Jugendlichen einmal vor statt hinter der Leinwand: Danke an alle Jugendlichen, den Profifotografen Arnd Ötting und das ganze Team für die gelungene Umsetzung der Schattenbilder in diesem Buch.

Sachregister

Leseprobe

Leseprobe aus

Hildegard Kiehne:
Schatzkiste Reiten, Führen, Voltigieren

1 Die Vorbereitung: Arbeiten rund ums Pferd

Die Vorbereitungszeit lässt sich für die pädagogische und therapeutische Arbeit sehr gut nutzen. Den Kindern sollte bewusst werden, dass die Pferde etwas für sie tun, wenn sie die Kinder tragen und das Putzen etwas ist, was sie im Gegenzug für die Pferde tun können. Deshalb ist es wichtig, sich für das Putzen Zeit zu nehmen, mit Liebe, Ausdauer und Sorgfalt bei der Sache zu sein und dem Pferd dabei Aufmerksamkeit und liebevolle Zuwendung zu schenken (Abb. 1).

> Dass ein Pferd kein Sportgerät, sondern ein fühlendes Wesen mit einem Bedürfnis nach Aufmerksamkeit und Zuwendung ist, sollten wir den Kindern auch bewusst machen!

Weiterhin kann man das Putzen des Pferdes nutzen, um eine Gesundheitskontrolle durchzuführen – eine Checkliste zum Kopieren ist im Anhang. Um für unruhige, verhaltensauffällige Kinder oder Kinder mit Behinderungen (Kap. 16) diese Sequenz zu strukturieren, hat es sich bewährt, beim Putzen immer nach demselben Schema vorzugehen. Zum Beispiel putzt man zuerst das Fell mit Striegel und Kardätsche, kämmt danach Mähne und Schweif und kratzt zuletzt die Hufe aus.

> **Tipp**: Ich empfehle für die Arbeit mit Kindern, die Mähne und den Schweif nicht zu verlesen, sondern mit Plastik-Haarbürsten (in Drogerien für unter einem Euro erhältlich), zu kämmen (Abb. 2). Sie sind mit kleinen Kinderhänden gut zu halten, sind weich und nachgiebig und ziehen nicht so viele Haare aus dem Schweif.

Es ist auch darauf zu achten, dass die Kinder auch jene Stellen mitputzen, die nicht so bequem zu erreichen sind, wie z.B. den Bauch und die Beine des Pferdes, unter der Mähne usw.

Als Anreiz für eher unmotivierte Kinder, die dreimal über dieselbe Stelle bürsten und dann gleich fertig sind, kann man einen „Putz-Pass" oder „Pferdepflege-Pass" anbieten. Diesen bekommen die Kinder einmalig als „Auszeichnung" für geduldiges, gründliches Putzen überreicht. Bei anderen Arbeiten rund ums Pferd, wie z.B. das Vorbereiten des Futters, das Füttern der Pferde, das Säubern und Einstreuen des Stalles, Fegen, Auslauf oder Weide absammeln, sind die Kinder in der Regel sehr hilfsbereit und mit Freude bei der Sache, wenn man folgende Dinge beachtet: ReitlehrerInnen und BetreuerInnen ordnen nicht eine Aufgabe an und schauen dann zu, wie die Kinder arbeiten, sondern sie bitten die Kinder um Mithilfe und Unterstützung. Es ist selbstverständlich, dass sie selbst mitarbeiten (Abb. 3). Die Motivation erhöht sich beträchtlich, wenn die Kinder merken, dass den Betreuenden auffällt, wenn sich Eines besonders anstrengt und fleißig bei der Sache ist und dafür ein Lob bekommt.

Leseprobe

Tipp: Ich lobe viel und bitte und danke recht häufig. Schließlich wollen wir mit den Kindern respektvollen Umgang üben und haben selber eine wichtige Vorbildfunktion. Für besondere Verdienste gibt es auch mal eine Fleiß-Urkunde.

2 Übungen zum Eingewöhnen und Kennenlernen

2.1 Übungen vom Boden aus

Die Idee dieses respektvollen, achtsamen Umgangs, ein Pferd zu begrüßen, zu fragen, ob es mit mir arbeiten möchte, ist ein wertvoller Ansatz – besonders, wenn einem daran gelegen ist, mit den Kindern soziale Kompetenzen zu üben.

(...)

Sport und Spiel zu Pferd

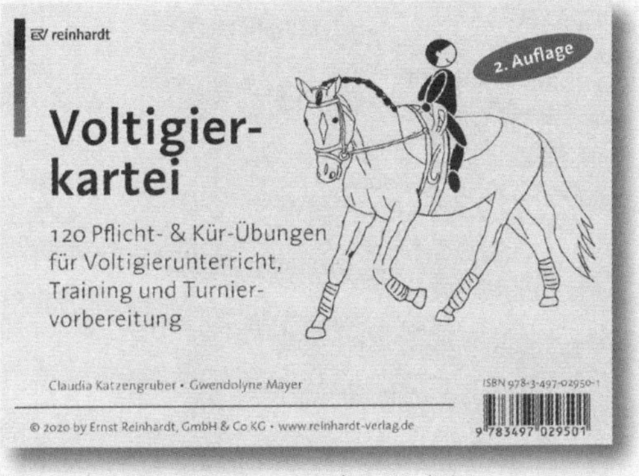

Claudia Katzengruber / Gwendolyne V. Mayer
Voltigierkartei
120 Pflicht- und Kür-Übungen für Voltigierunterricht, Training und Turniervorbereitung
2., durchgesehene Auflage 2020. 125 farbige Karten.
Mit Kartenschutzhülle in Karteibox.
(978-3-497-02950-1) Karten

Voltigieren erfordert höchste Präzision. Um das Voltigiertraining effektiv, innovativ und kreativ zu gestalten, ist es vor allem für angehende TrainerInnen hilfreich, eine Vielzahl an verschiedenen Übungen zur Hand zu haben. Unterstützung bietet hier die Voltigierkartei: Grafiken auf der Vorderseite stellen die Aufgabe anschaulich dar, auf der Rückseite finden sich eine konkrete Beschreibung, mögliche Hauptfehler und Vorübungen. Alle Übungen orientieren sich am Reglement der FEI und sind farblich nach fünf auf der Erfahrung der Autorinnen basierenden Schwierigkeitsgraden unterteilt. TrainerInnen können sich mit den Karten Übungsabfolgen direkt in der Halle zu einer Kür zusammenstellen, SchülerInnen können sich neue Küren eigenständig erarbeiten. So wird das Voltigiertraining optimal und mit Spaß gelingen!

reinhardt
www.reinhardt-verlag.de